Das große AGR-Rückenbuch

von Thorsten Dargatz

Das große AGR-Rückenbuch

von Thorsten Dargatz

Wissenschaftliche Mitarbeit und Beratung:
Tanja Cordes (AGR), Detlef Detjen (AGR), Jens Löhn (AGR)

Professor Erich Schmitt, Facharzt für Orthopädie und physikalische Medizin (em.), langjähriger Leiter der Abteilung für Wirbelsäulenorthopädie an der Orthopädischen Uniklinik Frankfurt am Main. Er ist Vorstandsvorsitzender des Forum Gesunder Rücken – besser leben e. V.

Impressum

Das große AGR-Rückenbuch – Rückenschmerzen gezielt vorbeugen und bekämpfen
2. Auflage
ISBN-10: 3-936119-14-7
ISBN-13: 978-3-936119-14-5
EAN: 9783936119145

Layout: Janka Meinken (www.janka-meinken.de),
Layout Fitness: Michael Albers (www.albers-design.de)
Lektorat: Silke Jäger (www.silke-jaeger.de)
Fotos und Grafiken: AGR, istockphoto, adpic, abjetztfit, Janka Meinken

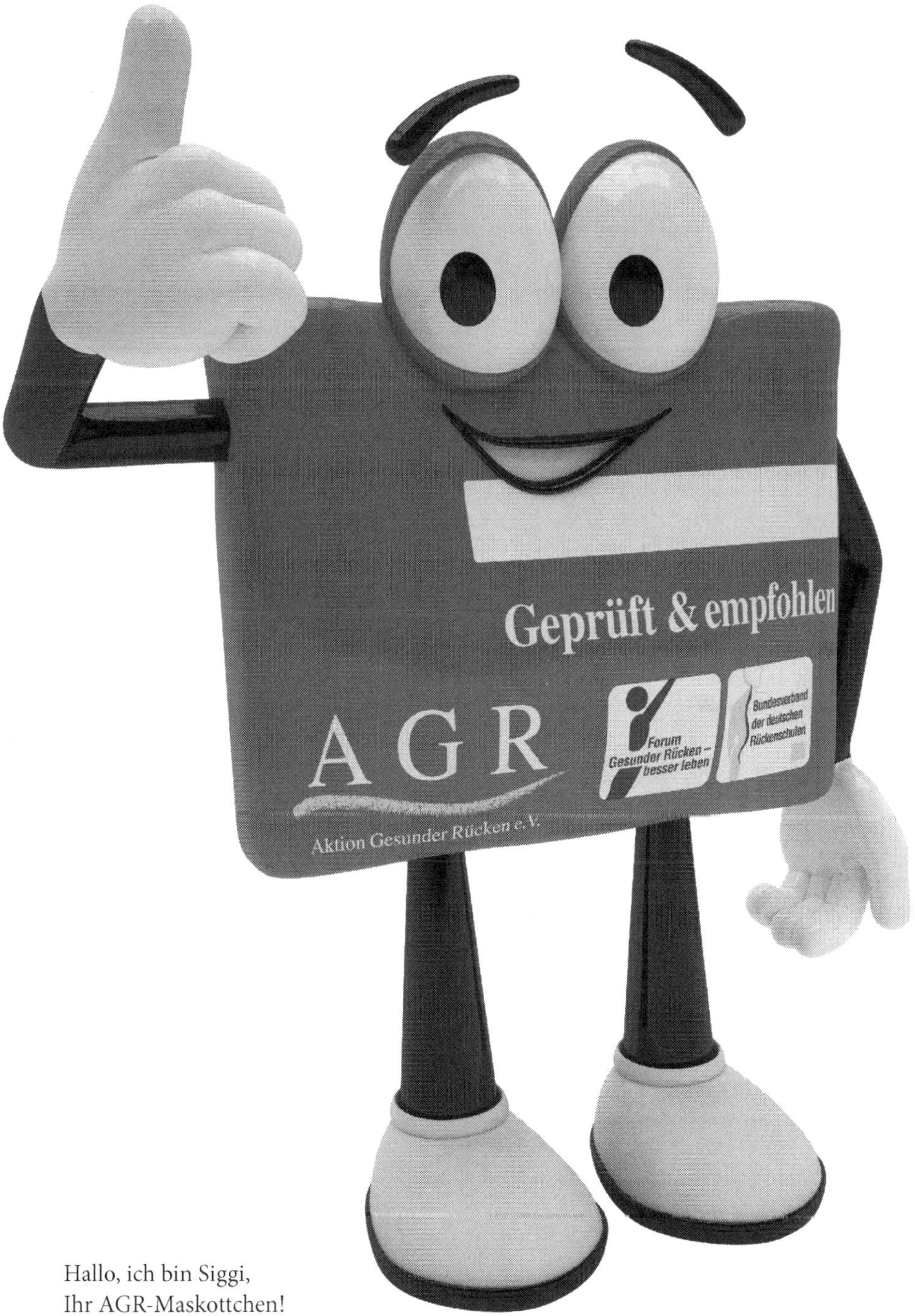

Hallo, ich bin Siggi,
Ihr AGR-Maskottchen!

Kapitel 4

Kapitel 5

Vorwort

Liebe Leserin, lieber Leser,

wenn es Ihnen so geht, wie uns, dann lieben Sie vielleicht auch Rekorde. Manche von Ihnen erinnern sich möglicherweise noch gut an das Jahr 1988. Damals benötigte Tennislegende Steffi Graf bei den French Open nur eine halbe Stunde, um den Grand-Slam-Titel zu holen. Millionen saßen vor dem Bildschirm als Usain Bolt bei den Leichtathletik-Weltmeisterschaften im Berliner Olympiastadion für die 100 Meter auf der blauen Kunststoffbahn nur 9,58 Sekunden benötigte. Ja, Rekorde sind schon was Tolles. Eigentlich. Auf so manche Rekorde könnten wir aber auch gut und gerne verzichten, wie zum Beispiel auf diesen besonders traurigen Rekord in Zusammenhang mit Rückenschmerzen. Denn kein anderes Krankheitsbild ist derart weit verbreitet. Laut dem Gesundheitsreport 2017 der Techniker Krankenkasse (TK) kommt es jährlich zu 25 Millionen Fehltagen im Beruf, weil es im Kreuz weh tut. 50 Prozent aller Bundesbürger leiden immer mal wieder unter Rückenschmerzen, 30 Prozent sind sogar chronisch betroffen.

Wenn wir Ihnen jetzt aber sagen, dass 90 Prozent aller Rückenschmerzen nicht sein müssten, halten Sie uns wahrscheinlich für verrückt. Aber glauben Sie uns und etlichen Experten weltweit: Es stimmt! Rückenschmerzen müssen nicht sein! Möglicherweise beruhigt es Sie, wenn wir zugeben, dass auch uns die Hexe hin und wieder ins Kreuz schießt? In diesen Fällen heißt es, innehalten und nachdenken, wie es dazu kommen konnte. Die Antwort ist fast immer die Gleiche: Wir haben uns in den letzten Tagen zu wenig bewegt, zu viel am Schreibtisch gesessen, zu viel Stress gehabt und ja, ein paar Pfunde weniger täten dem ein oder anderen sicher auch ganz gut. Seit nunmehr 20 Jahren beschäftigt sich die Aktion Gesunder Rücken, die unter dem Kürzel AGR mittlerweile große Bekanntheit erlangt hat, intensiv mit dem Rücken. In dieser Zeit hat sich viel Wissen angehäuft und es wurden etliche neue Erkenntnisse gewonnen. An diesem Wissen und diesen Erkenntnissen möchten wir Sie mit dem AGR-Rückenbuch teilhaben lassen. Zahlreiche ausgewiesene Experten haben diesen Ratgeber gegengelesen und wertvolle Tipps beigesteuert.

Dieses Buch beschäftigt sich in den ersten Kapiteln mit den Bereichen Bewegung, Psyche und Ernährung, im letzten Kapitel geht es dann um die von der AGR ausgezeichneten Produkte. Natürlich ist das ein wenig Werbung, aber alle mit dem AGR-Gütesiegel ausgezeichneten Produkte mussten einen strengen Zertifizierungsprozess durchlaufen. Sie haben es also verdient, erwähnt zu werden, zumal sie für alle Rückengeplagten auch eine große Hilfe darstellen.

Also auf geht's! Lassen Sie uns gemeinsam einen neuen Rekord anstreben mit dem Titel: „Zahl der Rückenkranken so niedrig wie nie zuvor!". Wir wissen, das klingt ziemlich vollmundig und das Ziel erreichen wir nur, wenn Sie aktiv mitarbeiten. Ja, diesen Zahn müssen wir Ihnen gleich ziehen. Lesen allein reicht nicht, Sie müssen auch was dafür tun. Warum, das erklären wir Ihnen auf den folgenden Seiten. Viel Spaß beim Lesen und beim gemeinsamen Rekord aufstellen.

Kapitel 1

Nur ein wenig Anatomie

Nur ein wenig Anatomie

Der erste Schritt auf dem Weg zum gemeinsamen Rekord besteht darin, dass wir uns unsere Kehrseite mal etwas genauer ansehen. Denn je besser wir verstehen wie Wirbelsäule und Co. aufgebaut sind, was so alles an Muskeln und Bändern dranhängt und wieso es zu Problemen kommt, desto sinnvoller - ja, sogar unverzichtbar - erscheinen uns die Maßnahmen, die wir Ihnen im Laufe dieses Ratgebers vorstellen.

Fangen wir am besten ganz am Anfang an: Den neuesten Erkenntnissen zufolge entwickelte der Urmensch vor etwa sechs Millionen Jahren den aufrechten Gang und wurde vom Vierbeiner zum Zweibeiner. Fortan drehte sich das ganze Leben um genau jene Achse, die wir heute als Wirbelsäule bezeichnen. Sie beginnt mit den sieben Halswirbeln. Den obersten Halswirbel bezeichnen Anatomen als Atlas. Bei ihm handelt es sich um einen knöchernen Ring, der unseren Kopf mit der Wirbelsäule verbindet, ihn sich nicken und drehen lässt. Der Durchschnittskopf wiegt übrigens zwischen vier und sechs Kilogramm. Außer im Liegen müssen Schulter-, Hals und Rückenmuskeln ständig aktiv sein, um den knöchernen Sitz unserer Denkzentrale auszubalancieren. Wer schon einmal eine Eisenkugel mit diesem Gewicht in Händen gehalten hat, weiß diese Aufgabe richtig einzuschätzen.

Es folgen die zwölf deutlich kräftigeren Wirbel der Brustwirbelsäule. An ihnen setzen jeweils die Rippen an und bilden damit den Brustkorb. Er bewegt sich, wenn wir atmen. Möglich machen das kleine Gelenke, die mit dem Querfortsatz eines Brustwirbels verbunden sind. Schlussendlich kommen dann noch die fünf Lendenwirbel. Sie sind von der Form her am größten und das ist auch gut so, schließlich müssen sie das Gewicht des gesamten Oberkörpers tragen können. Nicht mehr beweglich, aber fester Bestandteil der Wirbelsäule sind das Kreuzbein und das Steißbein. Bei Letzterem handelt es sich übrigens um den Überrest des Schwanzes, den der moderne Mensch irgendwann nicht mehr brauchte. Allerdings kann sich das Steißbein nach längerem Sitzen auf unbequemen Stühlen schon mal zu Wort melden, weil es dann auf die Nerven drückt. Von vorne betrachtet hat die gesamte Wirbelsäule idealerweise die Form einer geraden Linie. Von der Seite betrachtet weist sie eine doppelte S-förmige Krümmung auf und dabei handelt es sich in der Tat um eine ziemlich clevere Konstruktion der Natur.

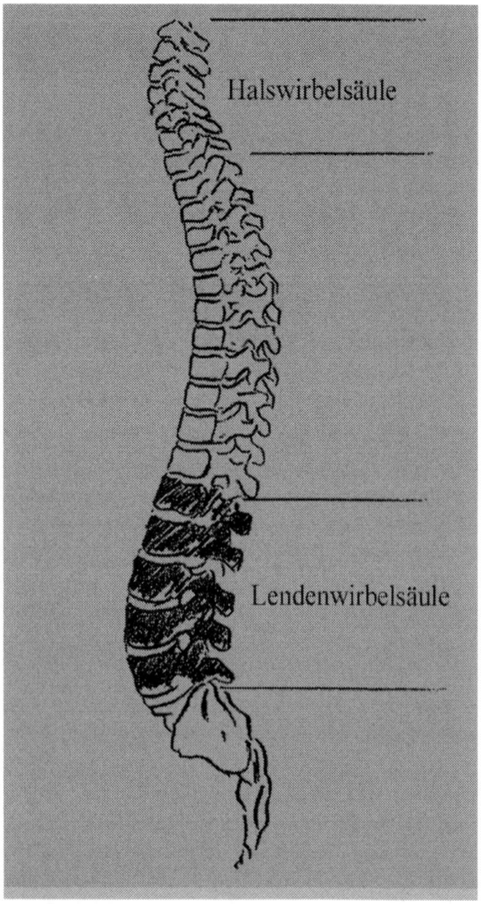

Die natürliche Krümmung der Wirbelsäule im Bereich des Nackens und der Lende bezeichnen Experten als Lordose. In diesen Abschnitten ist die Wirbelsäule nach vorne gebogen. Kyphose heißt die Krümmung der Brustwirbelsäule, denn hier ist die Wirbelsäule nach hinten gebogen. Wie schon gesagt, handelt es sich bei diesen beiden Krümmungen um einen echten Geniestreich der Evolution. Denn durch die Krümmungen kann der Mensch Belastungen leichter ausgleichen. Die Wirbelsäule federt sie einfach ab.

Jeder einzelne Wirbel besteht aus drei Teilen: dem Wirbelkörper, dem Wirbelbogen und dem Wirbelkanal. Der Wirbelkörper trägt das Gewicht und alle Wirbelbögen zusammen bilden den Wirbelkanal. In ihm liegt gut geschützt das Rückenmark. An den Wirbelbögen sitzen rechts und links die beiden Querfortsätze und mittig der Dornfortsatz. Hier setzen Bänder und Rückenmuskeln an.

Das aufrechte Mysterium

Zehn Jahre können wir uns noch ganz gut vorstellen, auch 50 und vielleicht auch noch 100 Jahre. 1.000 Jahre hingegen sind schon eine verdammt lange Zeit. Sich 6 Millionen Jahre vorzustellen, das übersteigt jedoch unsere Vorstellungskraft. Genauso lange ist es aber wahrscheinlich her, dass unsere Vorfahren den aufrechten Gang entwickelt haben. Natürlich gibt es auch dafür einen Fachbegriff: er heißt Bipedie. Wie es dazu kam, weiß man immer noch nicht so ganz genau. Anthropologen zerbrechen sich darüber schon seit Generationen den Kopf. Funde unserer Ur-Ur-Urahnen lassen vermuten, dass Zweibeiner in verschiedenen Regionen auf diesem Planeten unabhängig voneinander entstanden sind. Deshalb gibt es auch unterschiedliche Theorien: Eine der Theorien wird als Watt- oder Uferhypothese bezeichnet. Sie besagt, dass die Entwicklung das Ergebnis von Waten in niedrigem Wasser sei. Weil die Regenwälder schrumpften, mussten sich die Urzeitmenschen dort Nahrung suchen. Relativ sicher ist die Erkenntnis, dass sich der aufrechte Gang unabhängig von der Entwicklung des Gehirns herausgebildet hat. Denn die Entwicklung des Gehirns begann wohl erst vor etwa 2,5 Millionen Jahren. Manche Wissenschaftler glauben, dass es vielleicht ein Fehler war, sich aufzurichten und von nun an zweibeinig durchs Leben zu gehen. Doch die meisten Experten sind sich einig: Nur der aufrechte Gang hat es uns ermöglicht, dass wir zum höchstentwickelten Lebewesen auf der Erde geworden sind. Denn genau das System der Zweibeinigkeit macht uns so unendlich vielseitig. Wenn wir richtig mit diesem System umgehen, dann zwickt es uns auch nicht im Rücken. Aber dazu später noch viel mehr.

Lebendiger Knochen

Werfen wir nun einen Blick auf unser Skelett. Aus 204 Knochen setzt sich unser Körper zusammen, die sich in Form und Größe unterscheiden. Da gibt es flache Knochen, wie die des Schädels, der Rippen und des Brustbeins oder des Schulterblattes, die Röhrenknochen an Armen und Beinen sowie kurze Knochen an den Handwurzeln. Und schließlich die unregelmäßig geformten Wirbelkörper. Seit 1,5 Millionen Jahren hat sich an diesem perfekt zusammengefügten Puzzle nichts mehr verändert.

Es gibt zwei Hauptaufgaben der Knochen: Zum einen die Stützfunktion und zum anderen die Bewegungsfunktion, die durch gelenkige Verbindungen möglich gemacht wird. Doch die Knochen können noch viel mehr: Sie dienen als Speicher für Minerale wie Kalzium und Phosphat. Das Knochenmark produziert Zellen, aus denen sich die weißen und roten Blutkörperchen entwickeln. Mit anderen Worten: Bei allen Knochen des menschlichen Körpers, und dazu gehören auch die Wirbelkörper, handelt es sich nicht um eine tote Substanz. Ganz im Gegenteil: Sie werden durchblutet und es findet ein ständiger Knochenauf- und abbau statt.

Sogenannte Osteoblasten sorgen für den Knochenaufbau. Ihre Gegenspieler sind die Osteoklasten, die den Knochen abbauen. Klingt dramatisch, ist es aber nicht, denn auf diese Weise können die Wirbelkörper nicht ins Unendliche wachsen. Ideal ist ein natürliches Gleichgewicht zwischen knochenauf- und abbauenden Zellen. Denn wenn das komplizierte Zusammenspiel aus der Balance gerät, geht mehr Knochensubstanz verloren, als gleichzeitig nachgebildet wird. Dann leidet der Mensch unter Knochenschwund, auch Osteoporose genannt. Diese Krankheit ist jedoch kein unausweichliches Schicksal. Wer sich genügend bewegt und auf eine ausreichende Versorgung mit Kalzium und Vitamin D achtet, hat in der Regel nichts zu befürchten. Denn vor allem der tägliche Sitzmarathon bereitet der Wirbelsäule und allen damit zusammenhängenden Strukturen mächtig Probleme.

Flexible Verbindungen

Kommen wir nun zu den seltsamen Gebilden, die bei vielen Menschen die Ursache ihrer Probleme sind (noch jedenfalls): die Bandscheiben. Zwischen zwei benachbarten Wirbeln liegt jeweils immer eine Bandscheibe. Insgesamt 23 davon hat jeder Mensch und wenn sie gegen die Nerven drücken, kann das heftige Schmerzen verursachen. Aber Vorsicht, wenn wir sie verteufeln, tun wir ihnen Unrecht. Denn sie sind es, die uns hüpfen, tanzen und laufen lassen. Und obwohl alle diese Bewegungen zu Stauchungen führen, macht das dem Körper relativ wenig aus, denn er verfügt ja über diese so ungemein clevere

Dämpfung, die wir den Bandscheiben zu verdanken haben.

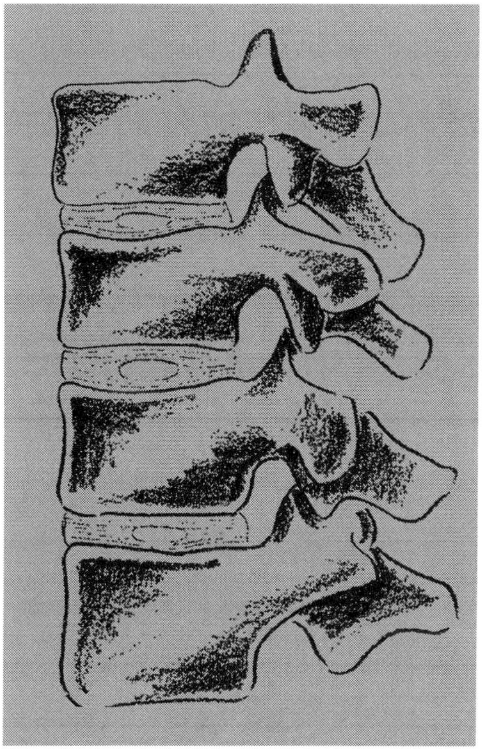

Bandscheiben bestehen aus einem faserigen Ring und einem gallertartigen, hauptsächlich mit Wasser gefüllten Kern, dem Nucleus pulposus. Dieser Kern ermöglicht es den rund zehn Millimeter dicken Puffern, sich wie ein flüssiges Kugellager zu bewegen. Übrigens: Nur der Bandscheibenring enthält einige wenige schmerzempfindliche Nerven, die auch mal wehtun können. Das Besondere an den Bandscheiben ist ihr Saug-Druck-Mechanismus, mit dem sie sich ernähren. Er kann mit dem Prinzip eines Schwammes verglichen werden. Wenn wir tagsüber Sitzen, Gehen oder Laufen, drückt das Körpergewicht auf die Bandscheiben und presst die Flüssigkeit aus dem Kern nach außen. Dieser sogenannte osmotische Prozess liefert ihnen wichtige Aminosäuren, Glukose und Sauerstoff. Nur wenn sich ausreichend Flüssigkeit im Bandscheibenkern befindet, kann dieser Prozess ablaufen. Bei jungen Menschen liegt der Wasseranteil bei 90 Prozent. Bei einem 60-Jährigen nur noch bei knapp 70 Prozent. Aber keine Sorge, das ist immer noch völlig ausreichend.

Übrigens: Bis zu zwei Zentimeter kann die Wirbelsäule im Laufe eines Tages schrumpfen. Das liegt am Flüssigkeitsverlust, der sich durch den Druck, der tagsüber auf den Scheiben lastet, einstellt. Das ist aber überhaupt nicht schlimm, denn nachts, wenn wir liegen erholen sich die Bandscheiben wieder und die Puffer saugen sich wieder voll. Die Bandscheiben überzeugen aber auch noch durch eine andere Tatsache: Sie sind das größte Selbstversorgungssystem unseres Körpers.

Gute Beweglichkeit

Auch wenn sich das so mancher vielleicht nicht vorstellen kann: Eine gesunde Bandscheibe ist äußerst belastbar. Bei jungen Menschen hat sie eine Bruchfestigkeit von 800 Kilogramm, bei älteren Menschen immerhin noch von 450 Kilogramm. Neben den Bandscheiben sorgen zahlreiche Bänder für die Beweglichkeit der Wirbelsäule. Sie bestehen aus faserigem Gewebe und halten zusammen mit den Nerven die Wirbel dicht beieinander. Insgesamt gibt es sechs Bandsysteme mit Längs- und Querverbindungen. Sie verfügen über Schmerzrezeptoren, können bei Fehlbelastung also wehtun.

Damit alle Organe des Körpers richtig funktionieren, bedarf es einer übergeordneten Leitung. Diese Funktion übernimmt das zentrale Nervensystem. Es setzt sich aus dem Gehirn und dem Rückenmark zusammen. Das Rückenmark liegt innerhalb der Wirbelsäule, in einem rund 45 Zentimeter langen Kanal. Es besteht aus einem Nervenstrang, der die Körpernerven mit dem Gehirn verbindet und verläuft von der Schädelbasis bis hinunter zu den Lendenwirbeln. Knochenhaut kleidet den Kanal aus. Das Rückenmark selbst ist von der Hirnhaut ummantelt und zwischen den Häuten befindet sich der sogenannte Epiduralraum. In ihm liegen die Nervenwurzeln.

Empfindliche Nerven

Durch die Zwischenwirbellöcher eines jeden Wirbels treten die Rückenmarksnerven heraus. Jeder Mensch besitzt von ihnen 31 Paare. Sie münden in rund 800.000 Nervenfasern. Diese Nerven registrieren alle Signale des Körpers und haben zwei Aufgaben: Entweder sie leiten die Signale über das Rückenmark an das Gehirn weiter oder sie senden die Signale direkt vom Rückenmark aus an die Muskeln, die Organe oder die Haut. Außerdem ist das Rückenmark in der Lage unsere Reflexe zu steuern.

Auch an den Bandscheiben, den Gelenkkapseln und den kleinen Wirbelgelenken sitzen Nerven, die Schmerzen weiterleiten. Beispielsweise bei einer Bandscheibenvorwölbung, Protusion genannt. Dabei quillt der Faserring heraus. Tut er das mittig, führt das zu einer Dehnung des hinteren Längsbandes. Das reizt kleine Nervenäste und führt zu einem stichartigen Schmerz, den der Volksmund auch als Hexenschuss bezeichnet. Wölbt sich die Bandscheibe seitlich hervor, drückt sie auf die Nervenwurzel. Ist der Lendenwirbelsäulenbereich betroffen, kommt es zum Ischiasschmerz, der ausstrahlen kann. Ein erster Tipp schon mal: Bei akuten Schmerzen helfen leichte Dehnübungen im Wechsel mit der Stufenlagerung. Dabei legen sich Betroffene auf den Rücken und die Unterschenkel in einem 90-Grad-Winkel auf einen Hocker oder Stuhl. Ein Spaziergang zweimal am Tag für 15 Minuten hilft zusätzlich.

Schmerzhafter Verschleiß

Bei stark abgenutzter Bandscheibe kann es schließlich zu einem Vorfall kommen, Prolaps genannt. Dabei durchbricht die eigentlich mittig liegende Gallertmasse den Faserring und dringt in den Wirbelkanal ein. Ärzte sprechen in diesem Fall von einer Sequestration. Die Bandscheibe kann mittig, rechts und links hervortreten. Je nach Größe und Schwere des Vorfalls treten dabei manchmal auch Lähmungserscheinungen auf. Erstes Zeichen einer Nervenirritation sind Gefühlsstörungen im Bereich der Zehen.

Das kommt sogar recht häufig vor, trotzdem - das schon mal vorausgeschickt, später gehen wir noch mal näher darauf ein - ist eine Operation meistens nicht erforderlich. Einige Betroffene spüren einen Bandscheibenvorfall gar nicht oder nur wenig. Bei anderen kommt es zu heftigen Schmerzen und Einschränkungen der Bewegungsfreiheit. In 80 Prozent der Fälle heilt sich der Körper aber von selbst. Wichtig sind dann allerdings die richtige Betreuung und der optimale Mix aus Physio- und Schmerztherapie sowie Bewegungs-, Dehn- und Kraftübungen.

Das Muskelkorsett

Rund 150 Muskeln sorgen für die Beweglichkeit der Wirbelsäule. Sie geben unserer tragenden Säule den nötigen Halt und lassen uns aufrecht durchs Leben gehen. Die allgemeingültige Formel lautet: Je stärker die Muskeln, desto weniger Probleme macht der Rücken.

Denn in der Tat sind unsere Muskeln vielleicht die genialste Erfindung der Evolution. Wenn man sie benutzt, reparieren sie sich selbst und nur bei Nichtgebrauch gehen sie kaputt. Sie verleihen der Wirbelsäule ihre Stabilität und sind der Motor der Bewegung. Gut ausgeprägt schützen sie uns vor Fehlhaltungen und beugen Verschleiß vor. Die großen und kleinen Rückenmuskeln mit ihren Bändern und Sehnen vertäuen die Wirbelsäule symetrisch, ähnlich wie die Seitenzüge einer Takelage den Mast eines Segelbootes.

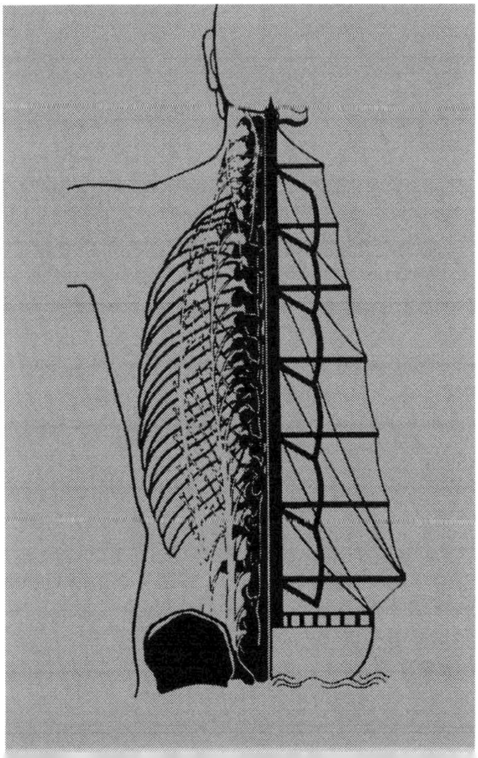

Grob kann man die Muskeln rund um unsere Wirbelsäule in drei Schichten unterteilen. Die oberste Schicht ist bei bloßem Oberkörper gut sichtbar, jedenfalls bei einigermaßen trainierten Menschen: Sie enthält den Trapezmuskel und den Erector spinae, was übersetzt Aufrichter der Wirbelsäule heißt. Diese dreieckigen oder rautenförmigen Muskeln liegen direkt unter der Haut. Zur mittleren Schicht gehören die zahlreichen einzelnen Muskelbündel, die sich fächerförmig bis zu den Wirbelkörpern der Halswirbelsäule hinauf und schließlich zum Kopf ziehen. Die tiefste Schicht besteht aus kurzen, aber kräftigen Muskeln, die gerade, schräg oder auch diagonal von Wirbelkörper zu Wirbelkörper ziehen. Was wohl kaum jemand vermutet: Genau sie sind hauptsächlich für einen gesunden Rücken verantwortlich. 80 Prozent aller Kreuzschmerzen sind darauf zurückzuführen, dass diese Muskeln zu schwach sind. Man bezeichnet sie als tiefliegende oder autochthone Muskulatur.

Autochthone Muskulatur

Na klar, wenn diese Muskeln für 80 Prozent der Probleme verantwortlich sind, lohnt es sich natürlich, diese tief liegenden Kraftpakete mal etwas genauer unter die Lupe zu nehmen. Ärzte, Sportwissenschaftler und Physiotherapeuten bezeichnen sie als autochthone Muskulatur. Sie ist vom Willen unabhängig und balanciert unseren Körper aus, ohne dass wir es merken. Diese ganz speziellen Stützbänder arbeiten immer als Duo: Während ein Muskelstrang zieht, gibt sein Gegenspieler haltend nach – und umgekehrt. Und jetzt aufgepasst: Mit einem herkömmlichem Krafttraining lassen sie sich leider nicht trainieren. Deshalb können auch Bodybuilder unter Rückenschmerzen leiden. Was diese Muskeln aber mögen, sind kleine Drehbewegungen und Vibrationen sowie Koordinationsübungen, wie beispielsweise den Einbeinstand. Es ist gar nicht so weit hergeholt, diese Muskulatur auch als das Gehirn der Rückenmuskeln zu bezeichnen. Wie man sie optimal trainiert - und dafür ist gar nicht so viel Aufwand nötig - steht etwas später in diesem Ratgeber.

Zu guter Letzt müssen wir in diesem ersten Kapitel noch auf die Bauchmuskeln eingehen. Denn sie sind in der Tat enorm wichtig. Sie bestehen aus zwei Gruppen: der geraden und der schräg verlaufenden Muskulatur. Die geraden Muskeln helfen dem Rumpf, sich zu beugen. Die schrägen Muskeln wirken direkt auf die Wirbelsäule ein und stabilisieren sie. Damit sie diese Aufgabe erfüllen können, sollten sie sogar noch intensiver trainiert werden als die geraden Bauchmuskeln. Wie das am besten geht, finden Sie ebenfalls weiter hinten im Buch in Kapitel 2.

Zukunftswissenschaft Epigenetik

Am 26. Juni 2000 präsentierte der damalige US-Präsident Bill Clinton voller Stolz das erste entzifferte Human-Genom und Wissenschaftler in der ganzen Welt waren sich einig: Das ist der Beginn einer neuen Ära. Denn man dachte: „Jetzt, wo wir die Gene kennen, kriegen wir auch alle Krankheiten in den Griff: Diabetes, Alzheimer, Krebs und womöglich auch Rückenschmerzen." Das ist jetzt mehr als 14 Jahre her und wir wissen, was passiert ist. Natürlich gibt es immer bessere Behandlungsmethoden und viele einst tödliche Krankheiten verlieren mehr und mehr ihren Schrecken. Aber ganz so einfach hat es die Natur uns dann doch nicht gemacht.

Das menschliche Erbgut, ein rund zwei Meter langer Faden aus Desoxyribonukleinsäure mit drei Milliarden Bausteinen und etwa 25.000 Genen gilt heute zwar als Bauplan unseres Körpers. Nur lässt sich damit nicht erklären, warum beispielsweise nur einer von zwei Menschen, die die gleichen Gene in sich tragen, erkrankt. Hoffnung, bald auch dieses Phänomen bis in alle Einzelheiten erforschen zu können, macht die Epigenetik. Dieser neue Forschungszweig der

Biologie untersucht die Zusammenhänge von Genetik und Lebensstil. Die wichtigste Erkenntnis bislang: Das menschliche Erbgut hat sich in den letzten 10.000 Jahren nicht grundlegend verändert. Die logische Konsequenz: Nicht allein die Gene sind dafür verantwortlich, ob wir gesund oder malade durchs Leben gehen, sondern auch unser Lebensstil.

Denn je nachdem wie wir leben, können wir bestimmte Gene ein- oder ausschalten. Vor allem äußere Einflüsse wie ein Plus an Bewegung, aber auch die Ernährung, Stress, Liebe und Zuneigung sind in der Lage, unsere Zellen umzuprogrammieren. Zum Guten oder zum Schlechten. In diesem Ratgeber finden Sie viele Tipps, wie Sie aus Ihren Genen das Beste machen können, wie es Ihnen also gelingen kann, aufrecht und schmerzfrei durchs Leben zu gehen.

Bewegungsmangel rächt sich

Damit Sie es wirklich verinnerlichen, sei es noch einmal wiederholt: Das menschliche Erbgut hat sich in den letzten 10.000 Jahren nicht grundlegend verändert! Von daher bekommt die Tatsache, dass körperliche Fitness über Jahrhunderte hinweg wichtig für das Überleben war, eine ganz andere Bedeutung. Früher ging es vor allem darum, vor dem Säbelzahntiger zu flüchten oder nach leckerem Mammutfleisch zu jagen. Doch heute? Die Natur hat unseren Organismus für ein Leben ausgestattet, das wir nicht mehr führen. Nach wie vor aber ist unser Körper zu erstaunlichen Leistungen fähig, wenn wir ihn entsprechend fordern. Allerdings müssen wir heute nur noch einen Arm heben, um uns Essen zu bestellen oder ein Taxi zu rufen.

Auch im Freizeitverhalten ist Merkwürdiges zu beobachten: Bei 90 Prozent aller Passanten erstirbt jede Bewegung, wenn sie auf einer Rolltreppe stehen. Das Benutzen der Treppe in einem mehrstöckigen Haus mit Fahrstuhl scheint für viele undenkbar. Vor Schulen und Kindergärten kommt es regelmäßig zu Staus, weil die lieben Kleinen mit dem Wagen vorgefahren werden – das prägt natürlich. Hinzu kommt, dass Kollege Computer unsere Bewegungsbilanzen deutlich hat schrumpfen lassen. Die moderne Gesellschaft ist mittlerweile ziemlich stillgesetzt, zum Schaden unserer Gesundheit. Der durchschnittliche tägliche Kalorienverbrauch ist seit den 70er-Jahren um 400 Kalorien zurückgegangen. Das entspricht auf das Jahr gerechnet rund drei Kilogramm Fettgewebe.

Die logische Folge: Unser auf Bewegung ausgerichteter Körper kommt mit diesem allzu ruhigen Leben einfach nicht zurecht. Ärzte wundern sich kaum, dass immer mehr Menschen unter Rückenschmerzen, aber auch Herz-Kreislauf-Erkrankungen, Gelenkbeschwerden und Diabetes leiden. Dabei ist es gar nicht so schwer, etwas mehr Bewegung ins Leben zu bringen. Weder stundenlanges Schinden an Geräten noch Laufen bis zum Umfallen ist dafür nötig. Mit der richtigen Strategie ist es ganz leicht, Rückenprobleme zu überwinden, das Herz zu stärken und die Pfunde purzeln zu lassen. Denn die Devise härter, weiter und schneller gilt längst nicht mehr. Wie es richtig geht, zeigen die Tipps in diesem Buch.

Warum so viele leiden

Die meisten von Ihnen haben jetzt vermutlich schon eine recht genaue Vorstellung davon, warum sich Rückenschmerzen zu einem Massenleiden entwickeln konnten. Tatsächlich ist es so, dass nur etwa 20 Prozent der Bevölkerung völlig frei ist von Problemen mit der Kehrseite. 50 Prozent leiden hin und wieder und 30 Prozent sogar dauerhaft. Die gute Nachricht für die 80 Prozent, die immer mal wieder oder gar dauerhaft über dumpfe oder stechende Schmerzen klagen: Sie haben nur verlernt, vernünftig mit ihrem Rücken umzugehen. Und, die noch viel bessere Nachricht: Was man verlernt hat, kann man wieder erlernen! Mit der richtigen Strategie können fast 90 Prozent aller Menschen sagen: „Mit Rückenschmerzen habe ich nichts oder nichts mehr zu tun!"

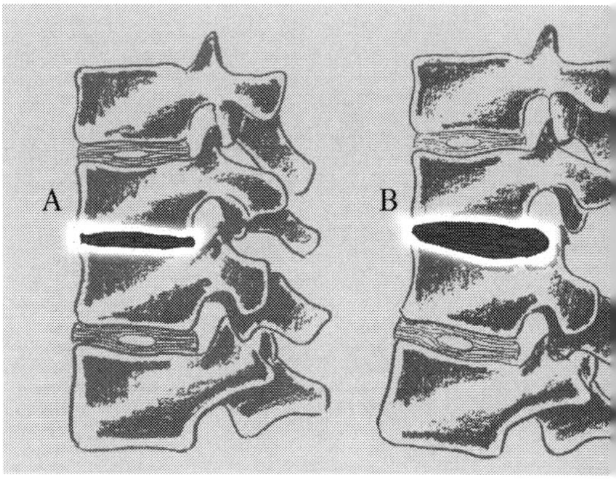

Rücken unter der Lupe

Schauen wir uns doch einmal genauer an, was sich da bei den jeweiligen Problemen im Rücken abspielt.

Der Nackenbereich

Laut einer dänischen Studie, die im Fachblatt Arthritis and Care erschienen ist, leidet bereits die Hälfte aller Personen, die in einem Büro arbeiten, unter Nackenschmerzen. Schuld ist in den meisten Fällen eine verkrampfte und verdrehte Haltung, die immer gleiche Sitzposition sowie stundenlanges Starren auf den Computer. Aber auch Stress und Leistungsdruck können dem Bereich um die oberen sieben Wirbel mächtig zusetzen. Verantwortlich dafür ist ein Geflecht von Nerven, die sich bei körperlichem und seelischem Stress unangenehm zu Wort melden.

Besonders anfällig ist ein Nerv mit dem Namen „Nervus accessorius". Er wirkt direkt auf den deutlich sicht- und tastbaren Kopfwendermuskel mit dem unaussprechlichen Namen Musculus sternocleidomastoideus sowie den Trapezmuskel. Bei jeder Belastung spannen sie sich an. Die Folge: Betroffene ziehen die Schulter hoch, beugen den Kopf nach vorn und beißen die Zähne zusammen. Leider signalisiert genau diese Körperhaltung dem Gehirn „Gefahr", was zu noch verspannteren Muskeln führt. Es kommt zu Durchblutungsstörungen und Nährstoffmangel – ein Teufelskreis.

Doch dieser lässt sich durch Aktivität und eine leistungsfähige Muskulatur einfach durchbrechen. Ein gezieltes und leicht zu erlernendes Nackentraining kann Schmerzen optimal vorbeugen, lindern und sogar beseitigen. Ideal sind isometrische Übungen (siehe Kapitel 2). Bei diesem Workout kommt es zu einer Anspannung der Muskulatur, nicht aber zu einer Längenänderung. Dieses statische Training erzeugt eine maximale Anspannung innerhalb des Muskels und führt so binnen kürzester Zeit zu einem deutlichen Kraftzuwachs – und das mit wenig Aufwand.

Eine weitere häufige Ursache von Nackenschmerzen sind Haltungsfehler. Vielen ist gar nicht bewusst, dass sie den Kopf leicht schräg oder zu weit nach vorn halten. Eine ganz einfache Übung, um aufrechter durchs Leben zu gehen ist, ein Buch auf dem Kopf zu balancieren. Täglich ein paar Minuten reichen schon aus. Und was tun, wenn der Nacken gerade akut zwickt? Dann hilft Wärme. Vor allem Kartoffelwickel vollbringen wahre Wunder. Einfach vier große Kartoffeln weich kochen, zerstampfen und in ein Leinentuch wickeln. Dann den Wickel für 20 Minuten auf die schmerzenden Bereiche legen. Aber Vorsicht, vorher die Temperatur überprüfen, sonst besteht Verbrennungsgefahr. Mittlerweile gibt es auch von der AGR geprüfte Wärmeauflagen aus der Apotheke (siehe Kapitel 5), die über acht Stunden kontinuierlich Wärme abgeben. Helfen können natürlich auch Massagen und vorsichtiges Mobilisieren, am besten von einem ausgebildeten Physiotherapeuten.

Der Brustbereich

Mit zwölf Wirbeln ist die Brustwirbelsäule der größte Abschnitt des Rückens. Jede Rippe ist über ein kleines Gelenk mit dem Querfortsatz eines Brustwirbels verbunden. Deshalb kann sich der gesamte Brustkorb beim Atmen bewegen. Die Brustwirbelsäule ist der gutmütigste Teil unserer Körperachse. Zu einem Bandscheibenvorfall kommt es hier nur in zwei Prozent aller Fälle, und meistens tut er nicht weh, weil die Nervenwurzeln weit genug von der Bandscheibe entfernt sind. Wenn Probleme auftreten, dann handelt es sich meistens um Blockierungen in der Wirbelsäule, die zu Verspannungen in der Muskulatur führen. Dann fällt das Atmen schwer, und es kann auch noch zu weiteren Problemen kommen.

Die Ursache ist in den meisten Fällen eine sitzende Tätigkeit mit zu wenig ausgleichender Bewegung. Fast unmerklich entsteht ein Rundrücken. Die Beweglichkeit der Wirbelsäule geht zurück, benachbarte Wirbelsäulenabschnitte sind dann überlastet, und es kommt zu sogenannten faszialen Beschwerden. Die Faszien sind die Umhüllungen der Muskeln, die bei häufigen Fehlhaltungen zu schmerzen beginnen. Die beste Vorbeugemaßnahme sind deshalb Übungen, die die Muskeln in diesem Bereich sowohl kräftigen als auch strecken (siehe Kapitel 2). Mit ihnen lässt sich die meist viel zu hohe und schmerzhafte Muskelspannung wieder auf Normalniveau absenken. Ein ansehnlich breites Kreuz und eine gut ausgeprägte Brustmuskulatur tragen ebenfalls dazu bei, in diesem Bereich von Schmerzen verschont zu bleiben.

Treten sie doch mal auf, können Physiotherapeuten mit manueller Therapie oder Chiropraktik helfen. Nachweislich wirksam ist Akupunktur. Das haben Studien an der Berliner Charité nachweisen können. Außerdem hilft alles, was die Durchblutung fördert: die bereits erwähnten Wärmeauflagen aus der Apotheke (siehe Kapitel 5), Kartoffelwickel oder Fangopackungen. Und damit einen die Verspannung nicht wieder einholt, sind auch Mentaltechniken wie Autogenes Training oder die Jacobson-Technik sehr zu empfehlen (siehe Kapitel 3).

Der Lendenbereich

Die Lendenwirbelsäule ist nach wie vor der Bereich, der am häufigsten Probleme bereitet. „L5-S1“ nennt der Arzt diesen Rückenabschnitt. Was wie „Schiffe versenken“ klingt, meint vielmehr die Verbindung am unteren Ende der Wirbelsäule, die aus dem Lot geraten ist: jene zwischen dem fünften Lendenwirbel und dem Kreuzbein. Auch hier sehen Experten die Muskulatur als Hauptauslöser für Schmerzen. Denn sie wird in der Regel zu wenig benutzt. Etwa 90 Prozent aller Patienten bei Ärzten und Physiotherapeuten weisen deutliche Kraftdefizite in der unteren Rückenmuskulatur auf. Erstaunlicherweise gilt das auch für ansonsten gut trainierte Sportler. Sie scheinen die Trainingsreize ausgerechnet dort nicht wirksam werden zu lassen, wo sie es am dringendsten bräuchten. Denn die Lendenwirbelsäule mit ihren fünf Wirbeln ist das schwächste Glied unserer Körperachse – und das, obwohl sie die größten Wirbelkörper beherbergt.
Die beste Medizin gegen Rückenschmerzen in diesem Bereich, der die größte Last tragen muss? Na klar: starke Muskeln. Aber anders als bei Brust- und Halswirbelsäule ist es hier wichtig, auch die Bauchmuskeln zu trainieren. Zwar sind es die Rückenmuskeln, die dafür sorgen, dass Bandscheiben und Gelenke reibungslos funktionieren. Doch bei jedem Vorbeugen, beim Heben von Gegenständen und auch beim Sitzen sind besonders die Bauchmuskeln gefragt. Helfen können auch Übungen, die den unteren Teil des Rückens mobilisieren. Wer häufiger unter Problemen im unteren Rücken leidet sollte regelmäßig schwimmen gehen, vor allem in Rückenlage. Vorteil: Die Wirbelsäule liegt in ihrer natürlichen Krümmung im Wasser, und die Muskeln werden optimal trainiert.

Wer akut mit Schmerzen im Lendenwirbelbereich zu kämpfen hat, sollte alles tun, was die Durchblutung fördert. Dabei hilft auch hier Wärme. Schmerzlindernd wirken Arnikasalben, Borretschöl und Brennnessel-Extrakt, aber auch Akupunktur, Triggerpunktmassagen und Osteopathie. Wenn die Beschwerden in die Beine - und mitunter bis in die Zehen ausstrahlen - und vielleicht sogar Lähmungserscheinungen auftreten, sollte man unbedingt einen Arzt aufsuchen. Es könnte ein Bandscheibenvorfall vorliegen, der in der Lendenwirbelsäule leider recht häufig ist.

INFO

Die häufigsten Alltagsfehler

- **Überkreuzte Beine** Wer häufig so sitzt, riskiert eine verdrehte Beckenschaufel und damit Muskelverspannungen
- **Krummes Heben** Beim Heben von schweren Gegenständen unbedingt in die Knie gehen. Sonst lasten schnell mehrere hundert Kilo auf den Bandscheiben.
- **Telefonklemme** Freisprechschaltung ist besser, als das Telefon zwischen Ohren und Schulter zu klemmen. Die einseitige Belastung führt schnell zu Verspannungen.
- **Lichtreflexe** Lampen und Sonnenstrahlen können irritierende Reflexe auf den Computermonitor werfen. Die Folge sind Fehlhaltungen. Hier lohnt sich eine Neuausrichtung der Möbel.

Wirbelsäule und Krankheiten

In diesem Buch soll es zwar um Gesundheit, Fitness und Wohlbefinden gehen, der Vollständigkeit halber möchten wir aber doch kurz auf die vielfältigen Probleme eingehen, die Rückenschmerzen so mit sich bringen können: Herzrasen, Sehstörungen, Magenschmerzen, Infekte in der Nasennebenhöhle. Es ist oft kaum zu glauben, aber Auslöser dieser Krankheiten kann eine nicht intakte Wirbelsäule sein. Gründe: Unzählige Nervenbündel treten aus den einzelnen Wirbeln aus und versorgen die unterschiedlichsten Regionen des Körpers. Ist also am Rücken etwas nicht in Ordnung, kann sich das ganz woanders im Körper bemerkbar machen. Das macht auch die Diagnose mancher Krankheiten so schwierig. Da wird jemand wegen Tinnitus (Ohrgeräuschen) monatelang behandelt, der Auslöser – eine verengter Wirbelkanal – aber nicht gefunden. Deshalb hier noch mal ein Überblick über die Störungen an der Wirbelsäule und ihre Folgen.

Rückenleiden im Kopf-Hals-Schulter-Bereich können auslösen:

Kopfschmerzen, Migräne, Schwindel, Übelkeit, Trigeminus-Neuralgie, Tinnitus, Hörsturz, Sehstörungen, Kiefergelenk- und Kaubeschwerden, Schluckstörungen (Kloßgefühl), chronische Infekte im Nasennebenhöhlenbereich, Nacken- und Schulterverspannungen, Schmerzen im Schultergelenk, im Ober- und Unterarm, in Händen und Fingern.

Rückenleiden im Brustbereich können auslösen:

Herzbeschwerden wie Herzstiche und Herzrasen sowie herzinfarktähnliche Symptome. Ist der Bereich betroffen, der Lunge, Bronchien und Brustkorb versorgt, drohen sogar Asthma und Bronchitis. Sind die Nervenleitungen unterbrochen, die vom vierten Brustwirbel ausgehen, kann es zu Sodbrennen und anderen Magenbeschwerden wie Völlegefühl, Darmgrimmen und Aufstoßen kommen.

Rückenleiden im unteren Bereich der Wirbelsäule können auslösen:

Verstopfung und eine Reizung der Darmschleimhaut, chronisches Blasenleiden, gynäkologische Beschwerden (Impotenz, Menstruationsstörungen) sowie Gefühlsstörungen und entzündliche Beschwerden im Genitalbereich. Besonders schmerzhaft ist ein Hexenschuss oder ein gereizter Ischiasnerv. Aber es kann auch zu Taubheitsgefühlen in den Beinen, Wadenkrämpfen und Beschwerden in den Füßen kommen.

Interview mit **Professor Erich Schmitt**, Facharzt für Orthopädie und physikalische Medizin (em.), langjähriger Leiter der Abteilung für Wirbelsäulenorthopädie an der Orthopädischen Uniklinik Frankfurt am Main. Er ist Vorstandsvorsitzender des Forum Gesunder Rücken – besser leben e. V.:

Warum sind Rückenschmerzen Ihrer Meinung nach so weit verbreitet?

Sicher ist Bewegungsmangel der entscheidende Faktor. Auch die überwiegend sitzende Tätigkeit, die vielen Menschen aufgezwungen wird, hat negative Einflüsse. Schließlich müssen wir an den Stress denken, dem viele Menschen unterworfen sind. Dazu kommt, dass viele Menschen immer älter werden und es dann zu Abnutzungen und Muskelschwund kommen kann.

Glauben Sie, dass Rückenschmerzen durch mehr Bewegung oft vermeidbar wären?

Auf jeden Fall, darüber besteht Einigkeit. Es kommt natürlich auf die richtige Bewegung an. Eine Verkäuferin hinter der Theke ist auch den ganzen Tag in Aktion, diese Art ist jedoch nicht gut für den Rücken. Ideal ist eine Kombination aus Ausdauer-, Kraft- und Koordinationstraining. Also Joggen, Radeln oder Ergonomietraining sowie ein Muskeltraining, ferner Sportarten wie Rudern oder Klettern. Das ist für viele eine Forderung, die schon viel zu hoch gegriffen ist. Aber auch ein täglicher Spaziergang von einer halben Stunde, zügig vorangeschritten, ist von hohem Nutzen. In Sachen Koordination sind asiatische Bewegungsformen wie Tai-Chi und Qigong sehr gut geeignet, ebenso sehr empfehlenswert sind auch die neuen Sportarten, die unter dem Begriff Functional Fitness jetzt für Furore sorgen. Zu empfehlen ist außerdem die Teilnahme an einem Kurs der „Neuen Rückenschule“.

Wird bei uns zu schnell und zu viel operiert?

Ja, vielleicht nicht zu schnell, aber doch oft und dies obgleich die nicht operativen Möglichkeiten nicht ausgeschöpft sind und dann werden auch die für dieses Vorgehen erforderliche Zeit und Geduld nicht aufgebracht. Die Patienten dürfen nicht ungeduldig werden. Für nicht operative Maßnahmen wie Physiotherapie oder Rehabilitation wird eben nicht so viel von den Krankenkassen bezahlt, wie für eine OP. Sechs mal 20 Minuten Behandlung bei einem Bandscheibenvorfall reichen aber nicht aus, um Verbesserungen zu erzielen. Oftmals werden Patienten zum teuren Kernspin geschickt, obwohl keine echte Indikation dafür vorliegt. Dann kann es passieren, dass unbedeutende Veränderungen die nicht zwingend die Schmerzursache darstellen, Anlass zur OP geben. Dann wird nicht der Mensch, sondern das Röntgenbild operiert. Dies führt letztendlich zu den bekanntermaßen schlechten Ergebnissen.

Was raten Sie Patienten mit Rückenschmerzen?

Es ist dringend zu raten, erst einmal alle konservativen nicht operativen Maßnahmen auszunutzen. Dazu gehört auch eine vernünftige Schmerztherapie. In den meisten Fällen geht dann im Laufe der Zeit der Schmerz weg und ein Eingriff ist dann nicht mehr nötig. Falls eine Operation doch erforderlich wird, ist es ratsam, einen Spezialisten aufzusuchen, der auch geduldig auf Fragen des Patienten antwortet. Im Zweifelsfalle sollte man sich eine Zweitmeinung einholen und dann erst entscheiden.

Kapitel 2

Bewegung

Bewegung

Wer das erste Kapitel aufmerksam gelesen hat, weiß natürlich schon, was jetzt auf ihn zukommt: Wir wollen gemeinsam einen Rekord aufstellen und das schaffen wir nur, wenn wir uns mehr bewegen. Denn ohne ein Plus an Bewegung ist unser Rekordversuch nun mal zum Scheitern verurteilt. Natürlich heißt das für viele Menschen, ihren inneren Schweinehund zu überwinden. Aber glauben Sie uns: Unser Körper ist zutiefst dankbar, wenn wir sein natürliches Bewegungsbedürfnis befriedigen. Mehr noch, und das ist nicht nur eine hohle Phrase: Wer die Bewegung erst einmal für sich entdeckt hat und weiß, wie gut sie einem tut, wie sehr sie sein Wohlbefinden, ja sein ganzes Lebens positiv verändert, für den wird sie zur Selbstverständlichkeit. Vielleicht trägt folgende wissenschaftliche Erkenntnis noch ein wenig zur Motivation bei: Der Großteil der 639 Muskeln des menschlichen Körpers benötigt pro Tag 300 Reize um stärker zu werden und etwa 200, um nicht zu verkümmern. Tatsächlich aber kommt der Durchschnittsbürger in den westlichen Industrienationen noch nicht einmal mehr auf 100 Reize pro Tag – mit den bekannten negativen Folgen für die Gesundheit. Nicht nur der Rücken meldet sich dann schmerzhaft zu Wort, auch viele andere Krankheiten wie Herz-Kreislauf-Leiden, zu hoher Blutdruck, zu hohe Cholesterinwerte und sogar Krebserkrankungen hängen ursächlich mit einem Mehr oder Weniger an Bewegung zusammen. Das Alter spielt dabei keine Rolle, egal ob junger Hüpfer oder schon hochbetagter Rentner: Bewegung tut allen gut und zeigt bei allen die entsprechenden positiven Wirkungen.

Bewegung im Büro

Zugegeben, schon die Überschrift klingt wie ein Paradoxon, aber ganz so vertrackt ist die Situation nicht. Im Gegenteil, mit den richtigen Maßnahmen können auch Menschen, die in einem Büro arbeiten, ihre Bewegungsbudgets deutlich erhöhen. Zunächst einmal zu den Zahlen: In Deutschland haben mehr als 24 Millionen Menschen einen Sitzarbeitsplatz. Erschreckend dabei: Laut neuesten Untersuchungen müssen rund 4,8 Millionen von ihnen mit schlechten Bürostühlen und mangelhaftem Mobiliar klar kommen. Dafür können die Mitarbeiter nichts, hier geht es um die Sorgfaltspflicht des Arbeitgebers. Denn es müsste sich längst herumgesprochen haben, dass Menschen, die an einem ergonomisch gestalteten Arbeitsplatz sitzen, sehr viel produktiver, zufriedener und vor allem auch leistungsfähiger sind. Diejenigen, die mit schlechten Möbeln vorlieb nehmen müssen, sind hingegen deutlich häufiger krank, unproduktiver und unzufriedener. In Kapitel 5 finden alle, die sich in diesem Bereich noch verbessern möchten oder Nachholbedarf haben, die dafür nötigen Ratschläge. Doch egal, ob Sie bereits auf einem guten Bürostuhl sitzen oder noch nicht, es ist immer wichtig, dass Sie sich auch im Büro möglichst viel bewegen. Das muss übrigens kein Paradoxon sein, wenn Sie folgende Tipps beherzigen:

- Richten Sie Ihren Arbeitsplatz so ein, dass Sie möglichst oft aufstehen müssen. Wir wissen, das klingt zunächst nicht besonders clever, schließlich geht es bei der Arbeit ja auch um Effizienz. Aber wer häufig aufstehen muss, bewegt sich mehr, fühlt sich wohler und wird produktiver. Die wenigen Sekunden Mehraufwand durch gelegentliches Aufstehen, sind schnell wieder wettgemacht, das haben wissenschaftliche Untersuchungen gezeigt. Also stellen Sie den Papierkorb am besten ans andere Ende des Zimmers und den Drucker in einen anderen Raum.

- Telefonate und Besprechungen sollten Sie möglichst im Stehen abhalten. Viele Firmen haben auf diesen Tipp bereits reagiert und sich entsprechendes Mobiliar angeschafft. Siehe auch hier Kapitel 5.

- Selbst in Häusern mit mehreren Stockwerken sollte der Aufzug tabu sein. Treppensteigen ist ein hervorragendes Muskel- und Ausdauertraining. Wer schnell ins Schwitzen kommt, geht halt etwas langsamer. Im Laufe der Zeit fließt dann deutlich weniger Schweiß, weil man ja viel fitter wird.

- In der Mittagspause ergibt es Sinn, an der frischen Luft spazieren zu gehen und seien es nur ein paar Minuten.

- Auf Youtube finden sich zahlreiche Videos mit Beispielen für Bürogymnastik. Klicken Sie mal durch, da ist bestimmt auch etwas für Sie dabei.

- Wer kann - und hier muss jeder mal genau überlegen, in wieweit nicht doch die Möglichkeit besteht - sollte zu Fuß oder mit dem Rad zur Arbeit kommen. Mit den neuen E-Bikes oder Pedelecs sind heute sogar längere Strecken bis zu 20 Kilometern kein Problem mehr.

- Wer mit öffentlichen Verkehrsmitteln zu seinem Arbeitsplatz fährt, kann ein oder zwei Stationen früher aussteigen und den Rest zu Fuß gehen.

Die kluge Fitnesspause

Die meisten der rund 24 Millionen Menschen mit einem Sitzarbeitsplatz dürften das kennen: der tägliche Marathon am Schreibtisch kann erhebliche Verspannungen im Nacken, unangenehmes Ziepen im Rücken und müden Beine auslösen. Doch das müsste nicht sein, wenn man vielleicht zweimal täglich eine kurze Fitnesspause einlegt. Studien beweisen: Die leichten gymnastischen Übungen, für die Sie nicht länger als fünf Minuten einplanen müssen, helfen nicht nur dem Körper auf die Sprünge, auch das allgemeine Leistungsvermögen und die Konzentrationsfähigkeit steigen an. Das gilt insbesondere für das Tief nach der Mittagspause. Also, einfach mitmachen und am besten die Kollegen mit einbinden.

Übung 1

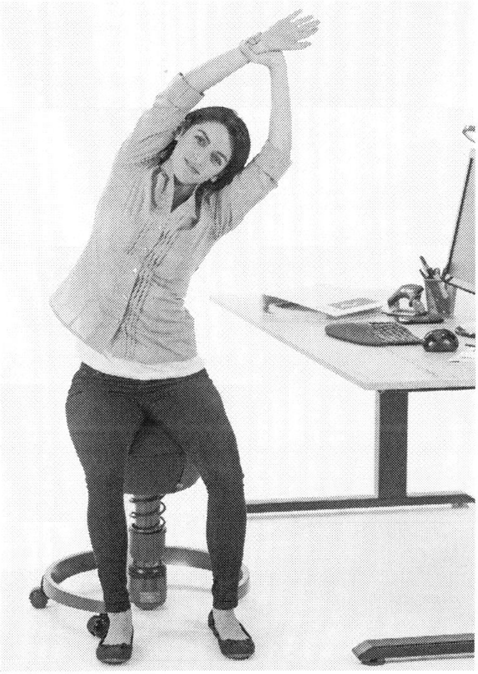

Ziel: Durch die Dehnung des gesamten Oberkörpers beugen Sie Verspannungen vor.

Durchführung: Setzen Sie sich aufrecht den Stuhl, den Rücken nicht angelehnt. Führen Sie die Arme nach oben. Umgreifen Sie mit der rechten Hand das linke Handgelenk und ziehen Sie dann den Oberkörper leicht zur Seite. Ein paar Sekunden halten und wieder zurück in die Ausgangsposition. Dann mit der linken Hand das rechte Handgelenk umfassen und zur linken Seite ziehen. 5 x zu jeder Seite.

Tipp: Die Dehnung sollte gut zu spüren, aber nicht unangenehm sein.

Übung 2

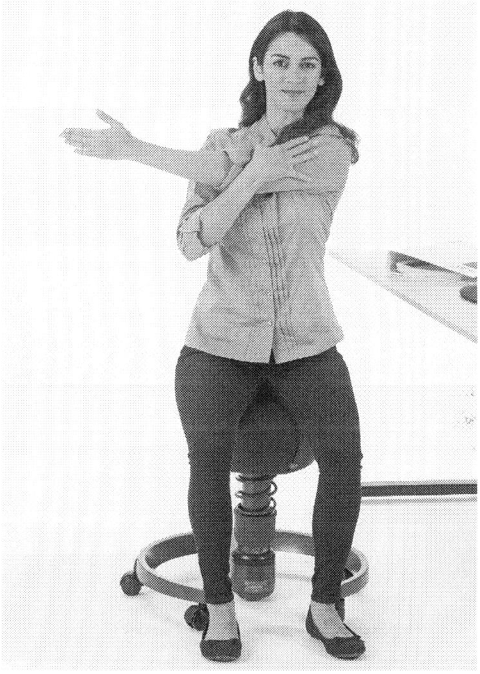

Ziel: Dehnung der Schultermuskulatur

Durchführung: Setzen Sie sich aufrecht den Stuhl, den Rücken nicht angelehnt. Strecken Sie einen Arm vor sich aus, greifen Sie mit der anderen Hand den Oberarm und ziehen ihn über den Körper zur Seite. Die Spannung ein paar Sekunden halten, dann den Arm wechseln. 3 x jede Seite.

Tipp: Die Dehnung sollte gut zu spüren, aber nicht unangenehm sein.

Übung 3

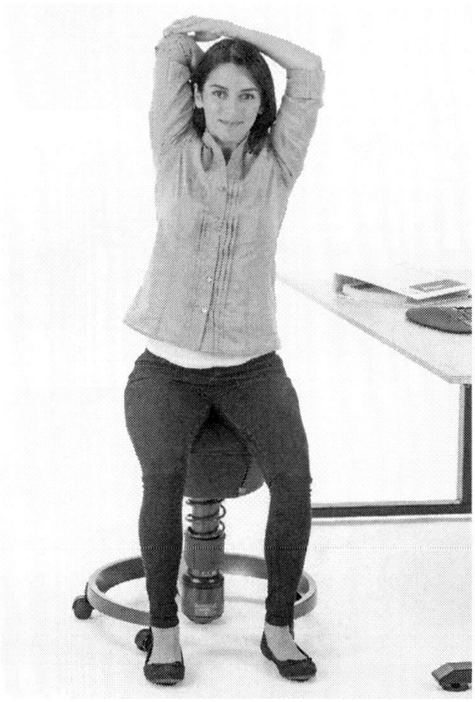

Ziel: Dehnung Oberarme und Brustmuskulatur

Durchführung: Setzen Sie sich aufrecht den Stuhl, den Rücken nicht angelehnt. Der über den Kopf ausgestreckte rechte Arm wird am Ellenbogen gebeugt, die linke Hand umfasst das Ellenbogengelenk und zieht ihn in Richtung der linken Schulter. Die Spannung wird für etwa zehn Sekunden gehalten, dann sollte die Übung auf der anderen Seite wiederholt werden. 2 x jede Seite

Tipp: Die Dehnung sollte gut zu spüren, aber nicht unangenehm sein.

Übung 4

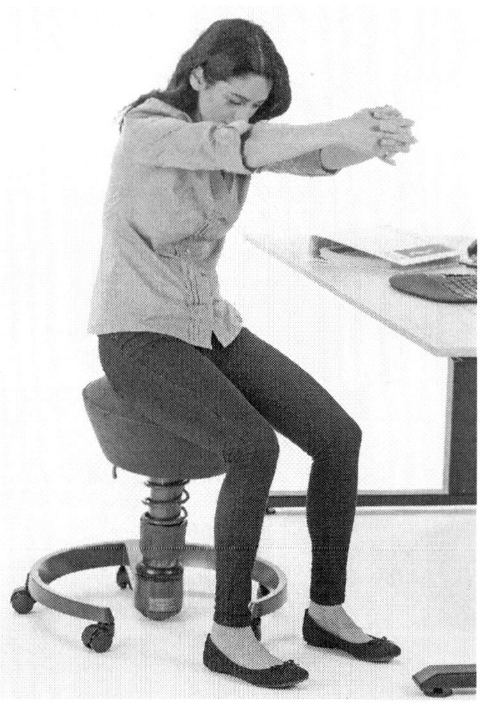

Ziel: Dehnung der Schulter-, Nacken- und Rückenmuskulatur

Durchführung: Setzen Sie sich aufrecht den Stuhl, den Rücken nicht angelehnt. Strecken Sie die Arme vom Körper weg und falten Sie die Hände ineinander. Ziehen Sie die Hände dann aktiv nach vorne und beugen Sie gleichzeitig den Kopf. Halten Sie die Spannung für etwa 10 Sekunden, dann kurz lösen. 5 x wiederholen

Tipp: Die Dehnung sollte gut zu spüren, aber nicht unangenehm sein.

Rücken und Handwerksberufe

Natürlich haben nicht alle Menschen einen sitzenden Arbeitsplatz. Fliesenleger, Installateure, Maurer und viele andere Handwerksberufe bilden das Rückgrat der deutschen Wirtschaft. Doch leider ist bei vielen der in diesen Berufen arbeitenden Menschen das Rückgrat außerordentlichen Belastungen ausgesetzt. So klagt laut Handwerksblatt über die Hälfte aller Beschäftigten im Baugewerbe über Kreuzschmerzen. Betroffen sind jedoch Beschäftigte aller Berufe, in denen der Rücken über Gebühr belastet wird. Dazu gehören alle Berufe, in denen die Arbeit durch Zwangshaltungen mit vorgebeugtem Oberkörper sowie durch Heben, Tragen und Bewegen schwerer Lasten geprägt ist. Auch Schwingungen und starke Vibrationen, etwa beim Führen von Erdbaumaschinen, können die Bandscheiben belasten. Weitere Gründe für Rückenschmerzen können Übergewicht, Kälte, Nässe und natürlich auch Stress sein (mehr dazu in Kapitel 3). Moderne technische Hilfsmittel wie Hebehilfen oder Steinversetzgeräte können eine wertvolle Unterstützung sein. Wenn sich manuelles Heben und Tragen nicht vermeiden lassen, hilft der richtige Umgang mit den Lasten:

- Lasten dicht am Körper und, wenn möglich, nicht einseitig tragen

- Schwere Gegenstände möglichst zu zweit heben

- Beim Anheben einer Last vom Boden immer in die Hocke gehen und den Rücken gerade lassen.

- Als Hilfe beim Heben und Tragen haben sich auch Rückenstützgurte bewährt.

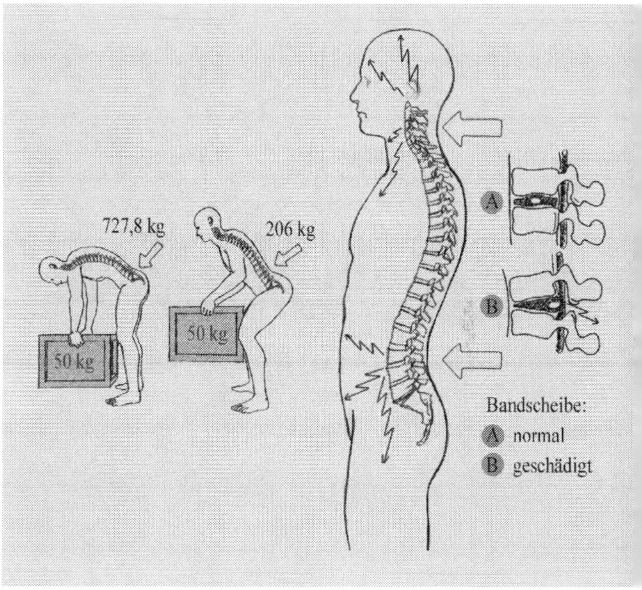

Übrigens: Der Hauptgrund von Rückenschmerzen aufgrund schwerer Arbeit ist meist eine unsymetrische Muskelbelastung. Deshalb lohnt es sich auf jeden Fall an einem Kursus teilzunehmen, der nach dem Konzept der „Neuen Rückenschule“ aufgebaut ist. Hier lernen Sie ergonomisch ungünstige Bewegungen zu vermeiden. In einem Übungsprogramm helfen Ihnen die Betreuer, Fehlhaltungen zu korrigieren und geben wertvolle Tipps zum gezielten Muskeltraining. Uns ist klar, wer tagsüber körperlich hart arbeitet, dem kann es besonders schwer fallen, abends noch mal körperlich aktiv zu werden. Belohnt werden Sie für dieses Plus an gesunder Bewegung mit einem schmerzfreien Leben.

Problemzone Knie

Natürlich geht es in diesem Ratgeber um den Rücken, aber die Knie haben mehr mit unserer Kehrseite zu tun, als viele das vielleicht für möglich halten. Das gilt insbesondere für Handwerker, die viel auf den Knien arbeiten müssen. Da muss ein Teppich verlegt, eine Diele erneuert oder ein Heizungsrohr installiert werden. Für all diese Tätigkeiten muss man auf die Knie gehen und das kann nicht nur das Kniegelenk, sondern auch den Rücken ziemlich belasten. Gut, dass es Möglichkeiten gibt, die negativen Auswirkungen deutlich zu reduzieren. Folgenden Tipps hätten wir da für Sie:

- Sie sollten stets überlegen, ob es nicht eine Alternative zur knienden Haltung gibt.
- Wenn irgend möglich sollten Sie nicht länger als 30 Minuten ununterbrochen knien. Besser sind wechselnde Haltungen.
- Verwenden Sie so oft wie möglich Werkzeuge zum Arbeiten im Stehen wie Teleskopstangen oder andere Hilfsmittel wie einen Montagetisch (siehe Kapitel 5) oder Ähnliches. So lässt sich das Knien häufiger vermeiden.
- Sie sollten immer einen guten und optimal sitzenden Knieschutz tragen, wenn sich das Arbeiten auf den Knien nicht vermeiden lässt.
- Es ergibt durchaus Sinn, sich verschiedene Formen des Kniens anzutrainieren. Wenn beispielsweise das zweite Bein rechtwinklig angestellt ist, bleibt der Rücken gerade.

Warum Muskeln so wichtig sind

Nach diesen allgemeingültigen Tipps für mehr Bewegung, geht es nun um die sportlichen Varianten. Den meisten von Ihnen fallen sicherlich sofort Joggen, Walken oder Radfahren ein. Doch beginnen wollen wir mit dem Training der Muskeln. Lange Zeit galt Ausdauersport als das Nonplusultra, wenn es darum ging, die Bewegungsbudgets zu erhöhen. Doch immer mehr Studien zeigen, dass ein Training zur Verbesserung der Muskelkraft noch viel wichtiger ist. Damit wir uns nicht falsch verstehen: Alles, was die Muskeln stärkt, ist enorm wichtig, also gehört auch ein Training der Ausdauer und vor allem der Koordination dazu. Klingt nach schrecklich viel Aufwand, ist es aber nicht.

Beginnen wir aber auch beim Thema Kraft von vorne. Muskelkraft ist eine Eigenschaft, die wir tagtäglich brauchen: beim Gehen, Stehen, Heben oder Bücken, bei der Arbeit, beim Einkauf, beim Treppensteigen. Keine Bewegung des menschlichen Körpers ist ohne Kraft möglich. Allein 39 Muskeln kommen zum Einsatz, um ein Lächeln auf unser Gesicht zu zaubern. Krafttraining ist also bei Weitem nicht nur für Bodybuilder geeignet – jeder kann davon profitieren. Mit einem Plus an Kraft funktioniert der gesamte Bewegungsapparat einfach besser. Auch das äußere Erscheinungsbild profitiert: Wohldefinierte Muskeln sorgen für ein frisches Aussehen, sie sind das Make-up unter der Haut. Weiteres Plus: Je ausgeprägter die Muskulatur, desto größer ist die Fettverbrennung. Je nach

Training und Intention ist es möglich, sich dicke Muskelpakete anzuschaffen oder - was vor allem Frauen gut gefällt - die Muskeln zu straffen, ohne Masse aufzubauen.

Was viele unterschätzen: Ab dem 30. Lebensjahr verliert der inaktive Mensch ein bis zwei Prozent seiner Muskelmasse pro Jahr. Der Körper ersetzt diesen Schwund durch Fett. Folge: Wir verlieren Kraft, werden dicker und fangen an zu kränkeln. Nur sollten Sie bedenken: Fett tut nichts gegen Schmerzen, Muskeln schon! Wer regelmäßig und richtig trainiert, verbessert zunächst das Zusammenspiel der Muskeln. Experten bezeichnen das als intermuskuläre Koordination. Mit ein wenig Übung lernt der Körper dann nach und nach immer mehr Muskelfasern innerhalb eines Muskels einzusetzen. Das nennt sich intramuskuläre Koordination. Das angenehme Resultat dieser gar nicht mal so großen Anstrengungen sind kräftige und gut funktionierende Muskeln, die das empfindliche Knochengerüst vor Über- und Fehlbelastungen schützen sowie Rückenschmerzen und Osteoporose erfolgreich vorbeugen und bekämpfen.

Übrigens: Regelmäßiges Training kann die Kraft bis zum 60. Lebensjahr weitestgehend konstant halten. Und auch danach lässt sich durch ein Workout die natürliche Leistungsabnahme deutlich verlangsamen.

Wofür Muskeln noch gut sind

Eigentlich dürften die zuletzt gemachten Ausführungen schon Motivation genug sein, um sofort mit dem Muskelaufbautraining zu starten. Der Vollständigkeit halber möchten wir aber auch noch ein paar weitere Punkte ansprechen: Muskeln sorgen für eine gute Haltung und ein gekrümmter Körper sowie herunterhängende Schultern sind meist die Folge von zu schlaffen Muskeln. Kräftige Muskeln schützen zudem vor Verletzungen. Sie umgeben den Körper wie einen Panzer, schützen ihn vor Stürzen und Stößen. Auch das Immunsystem profitiert. Ein individuell angepasstes Krafttraining führt darüber hinaus dazu, dass der Körper das Protein Pyrogen produziert. Es lässt die Körpertemperatur ein wenig ansteigen. Der Organismus reagiert auf dieses völlig ungefährliche „Fieber" mit einer vermehrten Produktion von virentötenden Interferon-Proteinen. Zusätzlich steigt die Zahl der Killerzellen im Blut an. Sie schützen uns ebenfalls vor einer Infektion.

Zu guter Letzt hat Krafttraining Einfluss auf die Fette und das Hormonsystem. Im Einzelnen: Der Anteil des „bösen" LDL-Cholesterins sinkt, das Blut fließt besser, versorgt den Körper mit einem Plus an Sauerstoff. Gleichzeitig sinkt die Ruhekonzentration vieler Hormone. Dadurch kann der altersbedingt sinkende Hormonspiegel teilweise ausgeglichen werden, und das wirkt sich auch positiv auf das Sexualleben aus.

Frauen und Krafttraining

Die Zeiten, in denen Frauen einen weiten Bogen um Kraftmaschinen und Hanteln machten, sind lange vorbei. Trotzdem ist die Beziehung der Frauen zum Muskeltraining eine ganz besondere. Natürlich möchten sie die Haut straffen und einen Körper haben, in dem sie sich wohlfühlen, aber nur in den seltensten Fällen möchten sie Muskelpakete bekommen. Gut, dass sie davor auch keine Angst haben müssen. Das liegt unter anderem am Sexualhormon Testosteron. Es sorgt dafür, dass während und nach einem ausreichend intensiven Muskeltraining Eiweiß in der Muskulatur eingelagert wird. Das führt bei einem regelmäßigen Workout zum Muskelwachstum, das Experten als Hypertrophie bezeichnen. Frauen haben, bis auf ein paar ganz wenige Ausnahmen sehr viel weniger Testosteron im Blut als Männer, was allzu dicke Muskelpakete verhindert. Bei Frauen kommt es daher eher zu einer gewollten, weil optimierten Proportionierung des Körpers. Deshalb sind die folgenden Ausführungen sowohl für Frauen als auch für Männer gedacht.

Krafttraining mit dem eigenen Körpergewicht

Bevor wir auf die unterschiedlichen Trainingsformen zu sprechen kommen, möchten wir noch eine Sonderform des Krafttrainings ansprechen: Das Training mit dem eigenen Körpergewicht. Es ist wohl die am leichtesten umsetzbare und günstigste Methode seine Muskeln zu stärken. Man kann sie praktisch überall und zu jeder Zeit durchführen. Diese Trainingsform erlebt seit einigen Jahren einen erstaunlichen Aufschwung. Sogar Fitnessstudios bieten entsprechende Kurse an. Der entscheidende Vorteil: Es werden nicht nur bestimmte Muskelgruppen trainiert, sondern bei den meisten Übungen der ganze Körper. Hinzu kommt eine enorme Zeitersparnis. Ein kurzes und trotzdem effektives Fitnessprogramm zwischendurch ist jederzeit möglich. Studien haben gezeigt, dass schon zehn Minuten täglich ausreichen, um Muskeln aufzubauen und somit dem Rücken meher Halt und mehr Schutz zu geben. Allerdings ist beim Training mit dem eigenen Körpergewicht die korrekte Bewegungsausführung ganz wichtig. Blutige Anfänger sollten also zunächst möglichst unter versierter Aufsicht trainieren oder zumindest vor einem Spiegel, um sich jederzeit in der Körperhaltung korrigieren zu können. Falsch ausgeführt hat das Training nicht nur keinen Effekt, es kann auch zu Verletzungen und Verschleißerscheinungen kommen. Auch auf Reisen können die Übungen ein Krafttraining ersetzen, wenn man sie richtig macht. Wer bereits gut trainiert ist, kann und sollte sie sogar regelmäßig ins Trainingsprogramm einfließen lassen. Denn neben der Kraft wird zusätzlich die Koordination trainiert und die Körperbeherrschung verbessert. Wichtig ist ein kurzes Aufwärmprogramm, um Muskeln und Organe auf die bevorstehende Belastung optimal vorzubereiten. Dazu reicht es schon aus, einige Minuten auf der Stelle zu laufen oder zu hüpfen. Tipp: Auf Youtube finden sich unter den Stichwörtern „Fitness" und „Aufwärmen" viele gute Nachmachvideos von etwa fünf Minuten Länge. Einfach nachmachen und dann mit unseren Übungen loslegen.

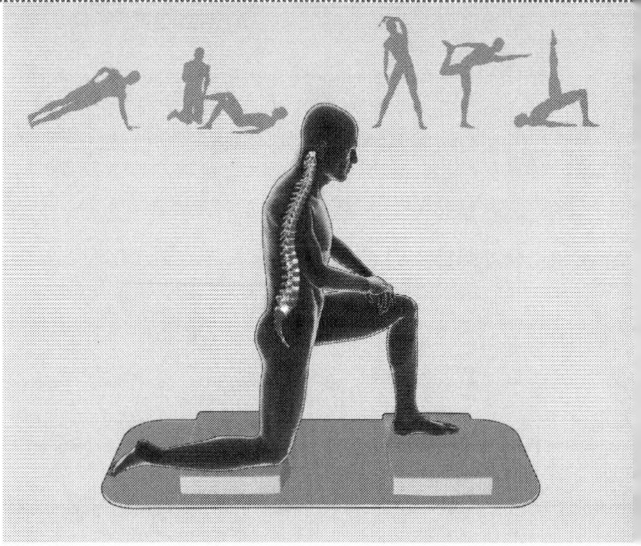

Die besten Übungen

Eigentlich ist es kein Trend, sondern eher ein Comeback. Übungen mit dem eigenen Körpergewicht gab es schon in der Antike. In der Neuzeit wurden sie lange durch Kraftmaschinen verdrängt, stehen aber nun schon seit 2014 jedes Jahr an der Spitze der heißesten Fitnesstrends. Das ergibt die jährliche Umfrage des Fachmagazins „American Journal of Sports Medicine". Neudeutsch spricht man übrigens von „Bodyweight-Training" und auf den folgenden Seiten finden Sie die besten Übungen. Sie alle sprechen die sogenannte kinetische Kette an. Das heißt, man trainiert nicht einzelne Muskeln, sondern Bewegungsabläufe. Das baut nicht nur Kraft auf, auch die Koordination verbessert sich, Bewegungen werden insgesamt geschmeidiger und davon profitiert die gesamte Körperhaltung und dadurch natürlich auch der Rücken. Alles was Sie benötigen ist eine Unterlage, am besten eine Fitnessmatte und ein Uhr mit Sekundenzeiger. Für das nun folgende Fitnessprogramm, bestehend aus zwölf Übungen benötigen Sie etwa 15 bis 20 Minuten. Sie sollten es wenigstens zweimal die Woche an nicht aufeinanderfolgenden Tagen durchführen.

INFO

ABJETZT/FIT

Unser Tipp für ein Plus an Bewegung unter professioneller Anleitung: ABJETZT/FIT - der neue Online-Kurs hat die medizinischen Experten der AGR überzeugt und wurde mit dem renommierten Gütesiegel „Geprüft & empfohlen" ausgezeichnet. Dem Qualitätsmerkmal für rückenfreundliche Alltagsprodukte. Besonders erfreulich: Krankenkassen erstatten zwischen 80 und 100 % der Kosten, weil es sich um einen zertifizierten Präventionskurs handelt.

Los geht's:

Übung 1: Seitgeneigter Buddha

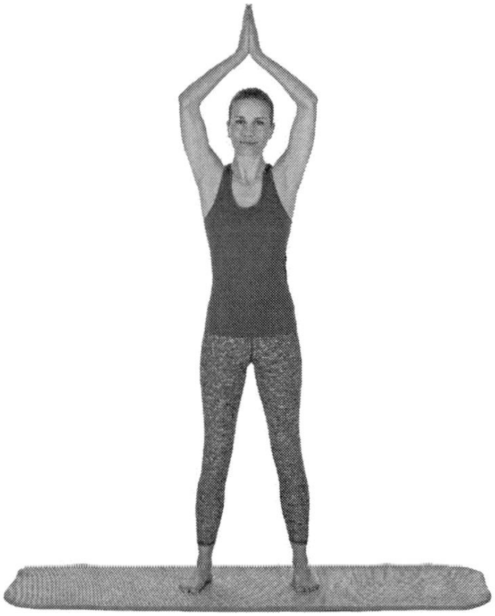

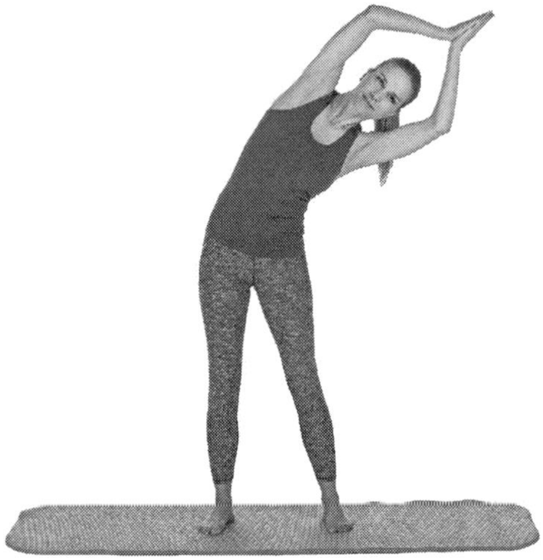

Ziel: Verbesserung der Körperhaltung, Ganzkörperstreckung, Kräftigung, Koordination.

Durchführung: Stellen Sie sich aufrecht und hüftbreit hin. Dann die Arme gebeugt nach oben führen und die Handinnenflächen aneinanderlegen. Aus dieser Position heraus erst langsam nach links beugen, kurz halten, wieder aufrechten und dann nach rechts beugen und kurz halten. Wiederholen.

Anfänger:
3 x 20 Sekunden mit 10 Sekunden Pause
Fortgeschrittene:
2 x 30 Sekunden mit 10 Sekunden Pause
Cracks:
60 Sekunden

Übung 2: Nach vorn geneigter Buddha

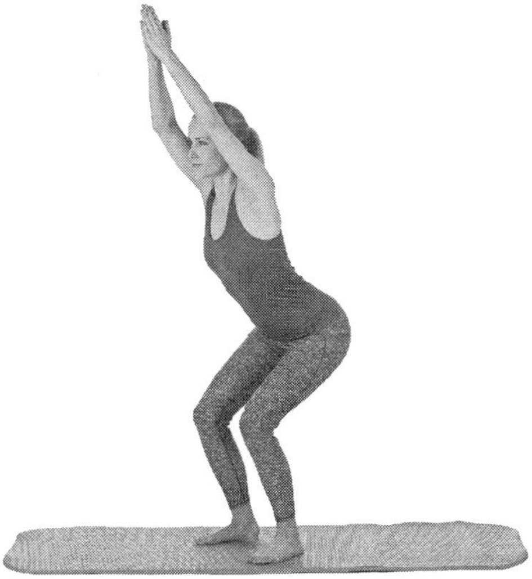

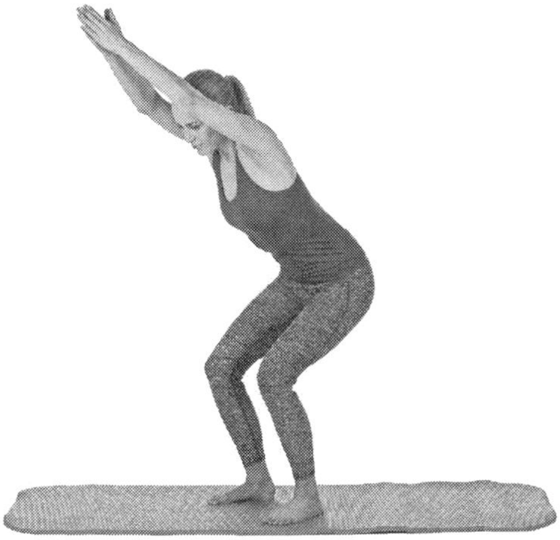

Ziel: Ganzkörperkräftigung, insbesondere Bein, Gesäß und Rückenmuskeln.

Durchführung: Stellen Sie sich hüftbreit hin. Führen Sie die Arme gebeugt nach oben, legen sie die Handinnenflächen aneinander. Dann gehen Sie leicht in die Hocke und führen den Oberkörper mit einer Beckenkippe nach vorne bis Sie ein leichtes Hohlkreuz haben. Kurz halten. Dann das Becken aufrichten und den Bauchnabel zum Rücken ziehen. Und so wieder von vorne.

Anfänger:
3 x 20 Sekunden mit 10 Sekunden Pause
Fortgeschrittene:
2 x 30 Sekunden mit 10 Sekunden Pause
Cracks:
60 Sekunden

Übung 3: Kobra

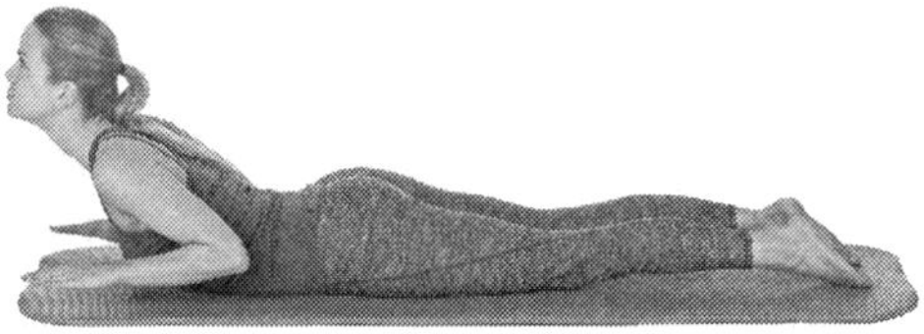

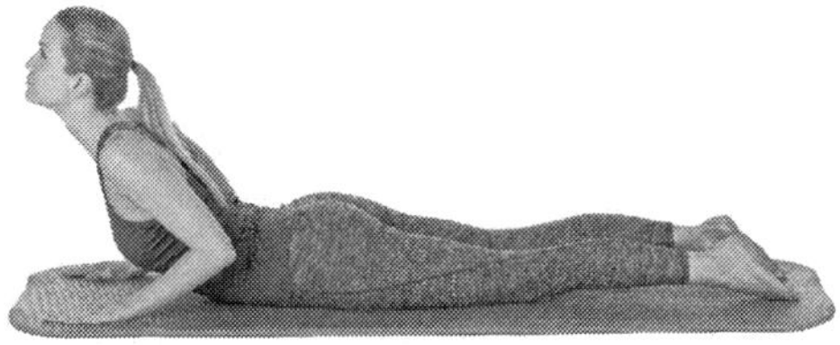

Ziel: Mobilisation

Durchführung: Legen Sie sich ausgestreckt auf den Bauch, die Ellenbogen gebeugt neben dem Körper. Richten Sie sich auf. Dann mit Hilfe der Hände und Armkraft den Oberkörper so weit aufrichten, wie es Ihnen möglich ist, kurz halten, wieder leicht absenken und das Ganze wiederholen. Wichtig dabei: ruhig weiteratmen.

Anfänger:
3 x 20 Sekunden mit 10 Sekunden Pause
Fortgeschrittene:
2 x 30 Sekunden mit 10 Sekunden Pause
Cracks:
60 Sekunden

Übung 4: Dreifüßler

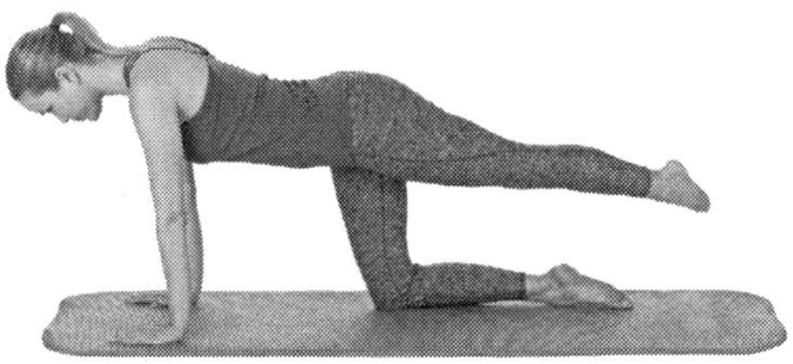

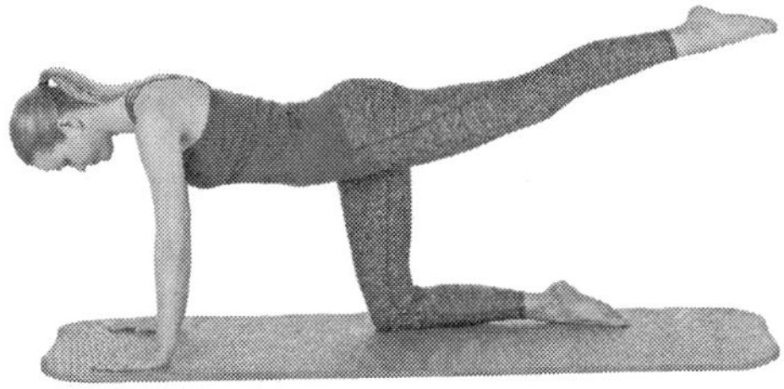

Ziel: Kräftigung Rücken-, Gesäß und Beinmuskulatur

Durchführung: Begeben Sie sich in den Vierfüßlerstand und strecken Sie dann ein Bein gerade nach hinten. Der ganze Körper bildet eine waagerechte Linie. Dann das nach hinten gestreckte Bein leicht auf- und abbewegen.

Anfänger:
Jedes Bein 3 x 20 Sekunden mit 10 Sekunden Pause
Fortgeschrittene:
Jedes Bein 2 x 30 Sekunden mit 10 Sekunden Pause
Cracks:
Jedes Bein 60 Sekunden

Übung 5: Katze und Kuh

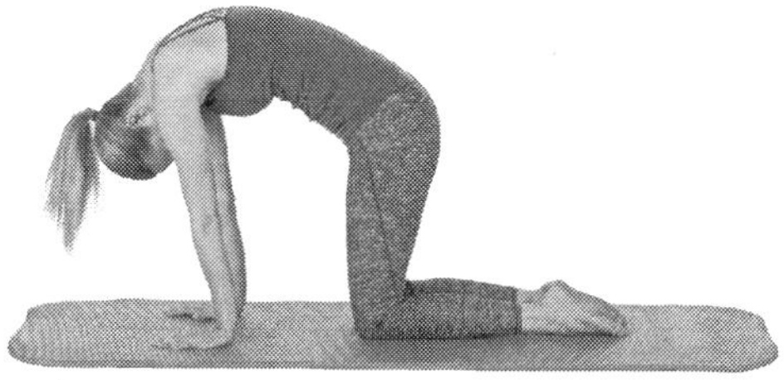

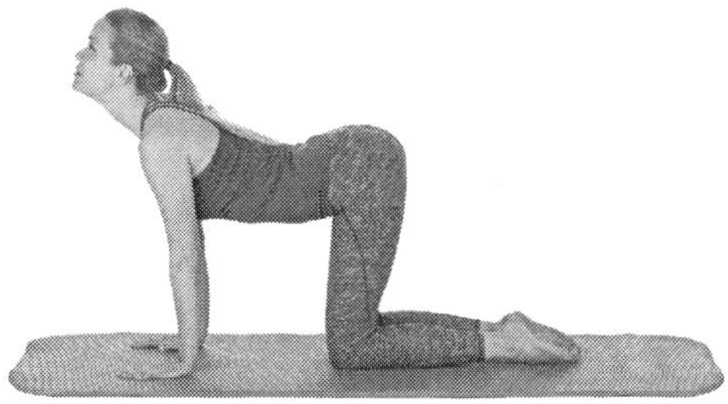

Ziel: Mobilisation

Durchführung: Begeben Sie sich in den Vierfüßerstand. Mit der Ausatmung ziehen Sie den Kopf zur Brust und schieben den Rücken nach oben, bis ein Katzenbuckel entsteht. Spannung kurz halten, dann mit der Einatmung den Kopf in den Nacken legen und ein Hohlkreuz machen. Kurz die Spannung halten, dann wieder die Katze machen und so weiter.

Anfänger:
3 x 20 Sekunden mit 10 Sekunden Pause
Fortgeschrittene:
2 x 30 Sekunden mit 10 Sekunden Pause
Cracks:
60 Sekunden

Übung 6: Armkreisen

Ziel: Kräftigung Arme, Schulter, oberer Rücken

Durchführung: Stellen Sie sich aufrecht hin, die Beine ganz leicht gebeugt. Führen Sie die Arme ganz leicht gebeugt zur Seite, die Handflächen zeigen nach oben. Dann mit den Armen leichte Kreisbewegungen machen. Sowohl vorwärts als auch rückwärts.

Anfänger:
Je 3 x 10 Sekunden vorwärts und rückwärts mit 5 Sekunden Pause
Fortgeschrittene:
Je 2 x 20 Sekunden vorwärts und rückwärts mit 10 Sekunden Pause
Cracks:
Je 2 x 30 Sekunden vorwärts und rückwärts mit 10 Sekunden Pause

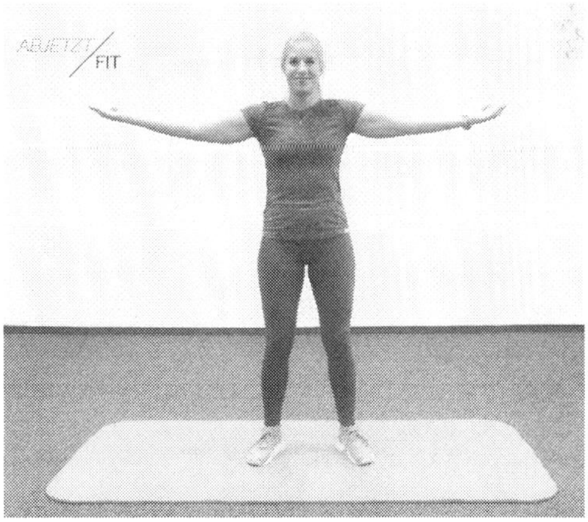

Übung 7: Plank

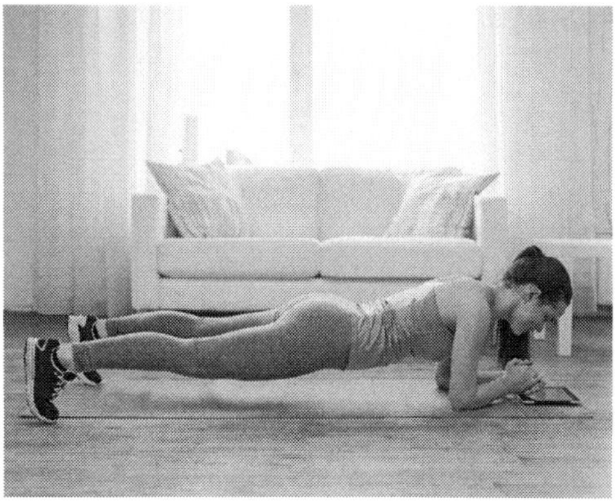

Ziel: Ganzkörperkräftigung, vor allem Bauch, Schultern, Gesäß, Beine, Rücken

Durchführung: Begeben Sie sich in den Unterarmstütz. Hände, Ellenbogen und Füße sind aufgestützt. Rücken, Beine, Hals und Kopf ergeben eine möglichst gerade Linie.

Anfänger:
3 x 20 Sekunden mit 10 Sekunden Pause
Fortgeschrittene:
2 x 30 Sekunden mit 10 Sekunden Pause
Cracks:
60 Sekunden

Übung 8: Knieliegestütze

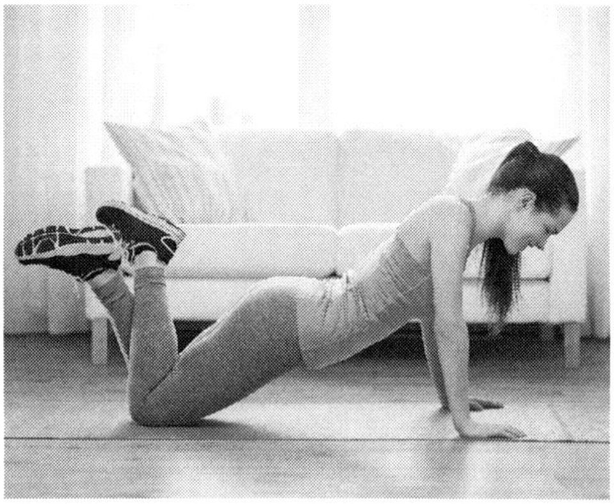

Ziel: Ganzkörperkräftigung, vor allem Arme, Schultern, Rücken

Durchführung: Begeben Sie sich auf die Knie und setzen Sie die Hände auf Brusthöhe etwas mehr als Schulterbreit nach vorne auf den Boden. Die Beine sind angewinkelt, die Füße oben. Aus dieser Position heraus Liegestütze machen. Wer kann berührt mit der Nase fast den Boden. Beim nach oben kommen, die Arme nicht wieder ganz durchstrecken.

Anfänger:
3 x 20 Sekunden mit 10 Sekunden Pause
Fortgeschrittene:
2 x 30 Sekunden mit 10 Sekunden Pause
Cracks:
60 Sekunden

Übung 9: Beckenlift

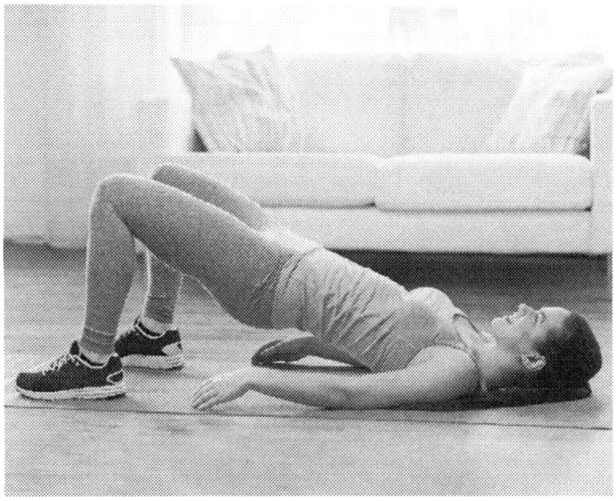

Ziel: Kräftigung von Gesäß und Oberschenkel

Durchführung: Legen Sie sich rücklings mit den Armen neben dem Körper auf den Boden. Die Handflächen zeigen nach oben. Die Beine sind angewinkelt. Dann das Gesäß bis zur vollständigen Streckung vom Boden heben, Spannung kurz halten, wieder absenken, ohne mit dem Gesäß den Boden zu berühren, kurz halten und wieder das Gesäß wieder hochheben.

Anfänger:
3 x 20 Sekunden mit 10 Sekunden Pause
Fortgeschrittene:
2 x 30 Sekunden mit 10 Sekunden Pause
Cracks:
60 Sekunden

Übung 10: Armlotse

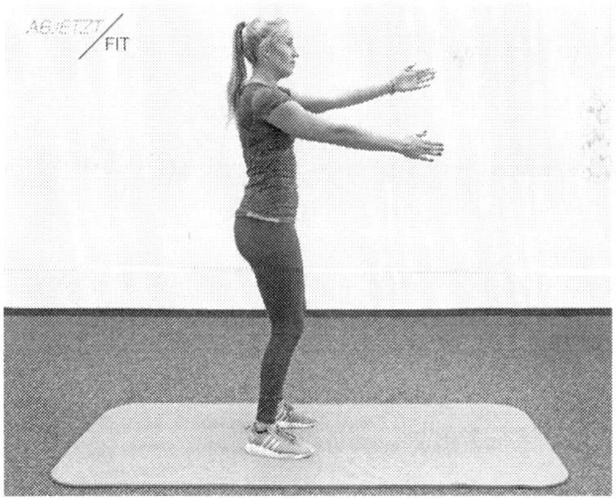

Ziel: Stabilisation und Training der tief liegenden Rückenmuskeln

Durchführung: Stellen Sie sich aufrecht hin, die Beine leicht gebeugt. Führen Sie die Arme gestreckt nach vorne und bewegen Sie sie zügig und gegengleich nach oben und unten.

Anfänger:
3 x 20 Sekunden mit 10 Sekunden Pause
Fortgeschrittene:
2 x 30 Sekunden mit 10 Sekunden Pause
Cracks:
60 Sekunden

Übung 11: Der Bauchmuskelheld

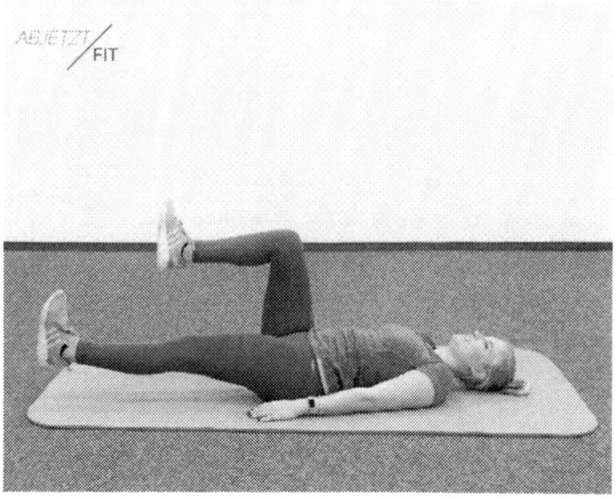

Ziel: Kräftigung der Bauch- und Beinmuskeln

Durchführung: Legen Sie sich auf den Rücken, die Arme stützend neben dem Körper. Dann die gestreckten Beine leicht vom Boden abheben und abwechselnd das rechte und das linke Bein beugen und dabei die Knie Richtung Oberkörper führen.

Anfänger:
3 x 20 Sekunden mit 10 Sekunden Pause
Fortgeschrittene:
2 x 30 Sekunden mit 10 Sekunden Pause
Cracks:
60 Sekunden

Übung 12: Diagonaler Vierfüßler

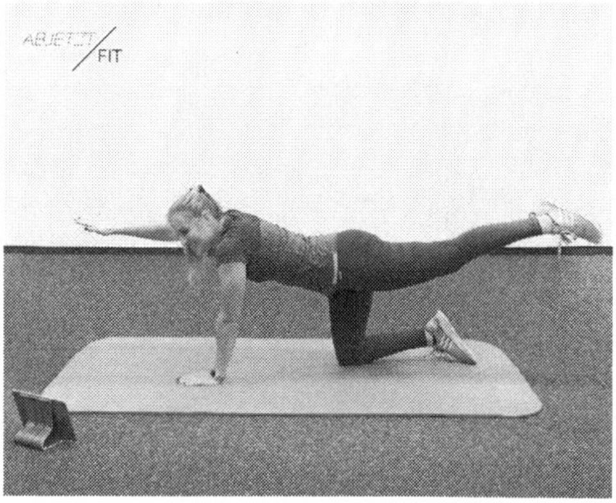

Ziel: Ganzkörperkräftigung, vor allem Rücken

Durchführung: Begeben Sie sich in den Vierfüßlerstand. Dann den rechten Arm nach vorne und das linke Bein nach hinten führen, kurz halten, wieder absetzen und dann den linken Arm nach vorne und das rechte Bein nach hinten führen. Immer im Wechsel. Wichtig: Stets auf eine gerade Körperlinie achten.

Anfänger:
3 x 20 Sekunden mit 10 Sekunden Pause
Fortgeschrittene:
2 x 30 Sekunden mit 10 Sekunden Pause
Cracks:
60 Sekunden

Übung 13: Plank für Helden

Ziel: Ganzkörperkräftigung, vor allem Bauch, Gesäß, Beine

Durchführung: Begeben Sie sich wieder in die Plankposition. Dann das rechte Bein und den linken Arm heben, kurz halten wieder absenken und dann das linke Bein und den rechten Arm heben, kurz halten und wieder ansenken. Immer im Wechsel.

Anfänger:
3 x 20 Sekunden mit 10 Sekunden Pause
Fortgeschrittene:
2 x 30 Sekunden mit 10 Sekunden Pause
Cracks:
60 Sekunden

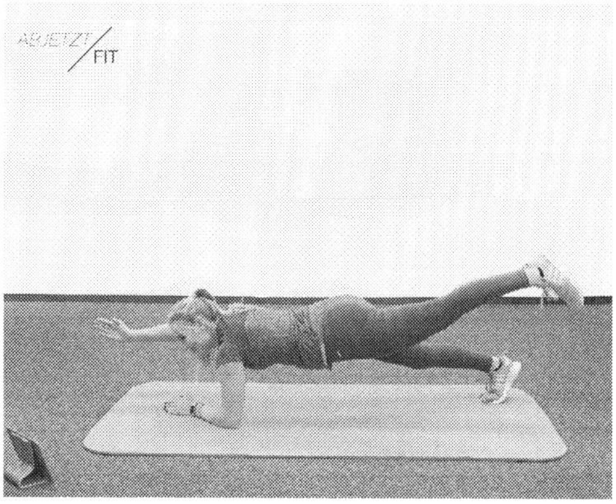

Weitere Übungen unter:
www.agr-ev.de/rueckenschmerzen/rueckenuebungen

Zertifizierter Online-Rückenpräventionskurs für zuhause:
www.agr-ev.de/trainingsprogramme

Das richtige Fitnessstudio

Sie sind nicht jedermanns Sache, aber wenn es darum geht, unter Anleitung zu trainieren, immer noch die beste Alternative. Bei der Auswahl haben Sie allerdings die Qual der Wahl. Welches der insgesamt über 6000 Studios ist das richtige für mich? Die Vielfalt ist verwirrend und auf den ersten Blick lassen sich nur die extremen Vertreter der Branche voneinander unterscheiden. Da gibt es zum einen die reinen „Muckibuden" der Bodybuilder. Sie sind leicht an den großen Hanteln, den massiven Gewichten und den meist sehr muskulösen Trainern zu erkennen. Das muss kein Nachteil sein, denn wenn sich die Mitarbeiter mit dem Training gut auskennen, sind Sie auch dort richtig aufgehoben - vorausgesetzt Sie fühlen sich dort wohl. Zum anderen lassen sich die feinen Gesundheitsstudios mit ihren medizinischen Apparaturen leicht identifizieren. Bei allem was dazwischen liegt, hilft nur gründliche Recherche. Auf die Plaketten und Abzeichen an den Studiotüren ist selten Verlass. Sie stammen meist von den Verbänden (wie beispielsweise Deutscher Sportstudio Verband, Deutscher Fitness und Aerobic Verband). Deshalb an dieser Stelle eine Auswahl, auf die Sie sich verlassen können.

1. RAL-Gütezeichen

Die Gütegemeinschaft Gesundheitssportzentrum Köln führt unangekündigte Kontrollen durch. Die Kriterien sind: Ein gesundheitsorientiertes Angebot, individuelle Beratung, Erstellung eines Trainingsplans. Der Studioleiter muss Diplomsportlehrer sein. Fazit: Hierauf können Sie sich verlassen.

2. TÜV-Gütesiegel für Qualität:

Der TÜV Rheinland hat in Zusammenarbeit mit Medizinern, Wissenschaftlern und Sportverbänden einen Katalog entwickelt. Er zielt auf folgende Kriterien ab: Funktionstüchtige Geräte, hygienische Sanitätsbereiche, qualifizierte Trainer. Fazit: Dieses Zeichen ist führend im Bereich Sicherheit der Geräte, sagt allerdings noch nicht soviel über die sonstige Qualität des Studios aus.

3. Vier- und Fünf-Sterne-Fitness

Das Wirtschaftsinstitut für Fitness und Freizeit vergibt vier oder fünf Sterne. Die wichtigsten der 118 Kriterien sind: Die Studio-Gesamtfläche muss mindestens 800 Quadratmeter betragen. Die Trainer müssen über Fachlizenzen verfügen. Fazit: Das Urteil bescheinigt eine hohe Qualität, lässt kleinere und vielleicht ebenso gute Fitnessstudios allerdings außen vor.

4. Gütesiegel des Verbandes der Sportärzte in Sport-, Freizeit- und Fitnessanlagen (DVSF)

Der DVSF prüft den medizinischen Standard. Das wichtigste Kriterium: Ein Sportmediziner hat im Studio entweder seine Praxis oder ist anwesend.

Darauf sollten Sie ebenfalls achten

Neben diesen verlässlichen Indikatoren, nun noch sechs weitere Tipps, auf die Sie bei der Auswahl eines Studios achten sollten:

Wichtig ist nur der Inhalt

Bevor Sie Mitglied in einem Studio werden, unbedingt das Angebot prüfen. Fitness besteht aus den Bereichen Kraft, Ausdauer und Koordination. Sie benötigen also einen Gerätepark mit sicheren Maschinen. Viele Geräte für die Ausdauer (Fahrrad- und Ruderergometer, Laufbänder und Stepper) sowie ein breit gefächertes Kursprogramm mit Gymnastik, Rückenschule und funktionellem Training. Was es mit Letzterem auf sich hat, erfahren Sie später in diesem Kapitel.

Auf den Trainer kommt es an

Genieren Sie sich nicht und fragen Sie einfach drauf los. Fragen Sie unbedingt nach der Ausbildung des Personals. Mindestens der Cheftrainer sollte ein abgeschlossenes Hochschulstudium besitzen oder ausgebildeter Physiotherapeut sein. Brancheninterne Ausbildungen wie BSA-Lehrinstitut, DSSV, DFAV oder IFAA sind schon ganz gut, können eine fundierte Ausbildung aber nicht ersetzen.

Betreuung ist wichtig

Fragen Sie unbedingt nach der Anzahl der Fach- und Hilfstrainer im Studio, der Zahl der Mitglieder, und setzen Sie beides in Relation zu den Trainingszeiten. Rein rechnerisch sollten Ihnen zehn Trainerminuten pro Woche zur Verfügung stehen.

Immer mal kontrollieren

Die Trainingspläne sollten individuell auf Ihren körperlichen Zustand und Ihre Ziele zugeschnitten sein. Das heißt, dass Sie auf jeden Fall zu Beginn und später in regelmäßigen Abständen einen Fitness-Test absolvieren müssen. Deshalb vorher nach Dauer, Preis und Umfang des Eingangstests fragen.

Und das gehört zu einem vernünftigen Fitness-Check:

- Ein medizinischer Risiko-Fragebogen mit Erfassung der Körperdaten (Größe, Alter, Gewicht und dem Gesundheitsstatus wie zum Beispiel Body-Mass-Index, Blutdruck, Ruhepuls, Körperfettanteil).
- Ein Ausdauertest (auf einem Fahrrad- oder Laufbandergometer).
- Ein Krafttest für die wichtigsten Muskelgruppen und ein Flexibilitätstest zur Feststellung der Beweglichkeit und zur Identifizierung eventuell verkürzter Muskelgruppen.

Diese Tests dauern in der Regel etwa 60 Minuten und kosten zwischen 30 und 100 Euro. Der Preis ist allerdings meist in der Aufnahmegebühr mit enthalten.

Probetraining

Wenn das von Ihnen ausgewählte Fitnessstudio die ersten fünf Punkte erfüllt hat, dann sollten Sie ein Probetraining vereinbaren. Achten Sie dabei auf die Atmosphäre. Fühlen Sie sich wohl? Wie gefallen Ihnen die anderen Mitglieder? Wichtig ist auch der Umgangsstil des Personals, die allgemeine Sauberkeit in den Umkleide- und Sanitärräumen. Zählen Sie die Garderobenschränke, in denen ein Mantel Platz findet und machen Sie ruhig auch eine Staubprobe.

Achten Sie auf Kleingedrucktes

Es versteht sich von selbst, dass Sie nicht gleich Ihre Unterschrift unter einen Vertrag setzen sollten. Berücksichtigen Sie folgende Punkte:

- Werden die Kosten für ein Probetraining auf die Mitgliedschaft beziehungsweise die Aufnahmegebühr angerechnet?
- Werden Urlaubszeiten oder krankheitsbedingte Ausfallzeiten berücksichtigt?
- Sie sollten wissen, dass Sie mit einem ärztlichen Attest Ihren Vertrag sofort kündigen können (Paragraph 626 BGB – Urteil LG Dortmund).
- Belohnt Sie das Studio mit einem beitragsfreien Monat, wenn Sie einen Neukunden werben?
- Lassen Sie sich eine Klausel in den Vertrag setzen, die es Ihnen automatisch erlaubt, die Mitgliedschaft nach der Erstlaufzeit zu beenden.
- Können Sie den Betreiber haftbar machen, wenn Sie sich im Studio an einem Gerät verletzen?

Der Fitnessstudio-TÜV

Die meisten Studios werben gerne damit, dass sie die allerneuesten Geräte aufbieten können. Auf den Geräte-TÜV können Sie sich dabei allerdings nicht verlassen. Der prüft nur, ob die technische Sicherheit gewährleistet ist. Deshalb an dieser Stelle ein paar Tipps, wie Sie gute Geräte erkennen können:

Gewichte

Besonders für Anfänger ist es wichtig, dass sie die Gewichte so niedrig einstellen können, dass sie problemlos 15 Wiederholungen schaffen. Bei Erhöhung der Belastung sind Gewichtsabstufungen von 2,5 Kilogramm ideal, 5 Kilogramm sind auch noch okay.

Verstellmöglichkeiten

Jedes Fitnessgerät muss so einzustellen sein, dass es den individuellen Körpermaßen angepasst werden kann. Das gilt für Sitze, Rückenlehnen und Hebelarme. Skalen erleichtern dabei die Einstellung.

Bedienung

Nicht lange rumhantieren, sondern unkomplizierte Handgriffe. Das zeichnet ein gutes Fitnessgerät aus.

Pflegezustand

Alle beweglichen Geräteteile müssen reibungsarm und geräuschlos laufen. Quietschende Stangen oder knirschende Ketten deuten immer auf einen schlechten Zustand der Maschinen hin.

Ergometer

Widerstand

Ob Fahrrad- oder Ruderergometer. Der Widerstand sollte exakt der individuellen Leistungsfähigkeit angepasst werden können. Ideal ist eine Anzeige per Display, über das man Einstufungen über die Wattzahl vornehmen kann.

Verstellmöglichkeiten

Eine Sattelhöheneinstellung und eine Lenkerpositionsverstellmöglichkeit sollten selbstverständlich sein.

Belastungskontrolle

Am besten sind die Geräte, die bereits ein eingebautes Pulsmessgerät besitzen. Die Messung kann aber auch über Sensoren am Griff oder über Ohrclips und Brustgurte erfolgen.

Vielseitigkeit

Ein Fahrradergometer reicht nicht aus. Gute Studios bieten auch Laufbänder, Stepper, Skilanglauftrainer, Rudergeräte oder Climber an.

Das optimale Rückenprogramm

Ärzte und Sportwissenschaftler haben sich lange den Kopf darüber zerbrochen, wie das optimale Rückentraining aussehen soll. Und sie sind zu einem Ergebnis gekommen: Anfänger und sportliche Wiedereinsteiger starten mit einem Muskelaufbautraining. Sind die Muskeln stark genug, das dauert bei regelmäßigem Training etwa drei Monate, empfiehlt sich ein Mix aus Kraftausdauertraining und Koordinations- oder Funktionstraining. Um was genau es sich dabei handelt, werden wir noch ausführlich erklären. Wer sich bereits für einigermaßen trainiert hält, kann gleich mit dem Kombiprogramm starten. Aber Achtung: Neben diesem Muskeltraining sollte jeder noch versuchen, ein regelmäßiges Ausdauertraining (am besten zwei- bis dreimal wöchentlich) durchzuführen. Keine Bange, der Zeitaufwand ist sehr viel geringer, als sie vermuten. Eine optimale Krafteinheit dauert nur 30 bis 40 Minuten, das haben neue wissenschaftliche Untersuchungen bewiesen.

Die unterschiedlichen Trainingsmethoden

99 Prozent aller Menschen kommen mit den beiden folgenden Methoden am besten klar:

- Kraftausdauertraining
- Muskelaufbautraining

Ein gesundheitsorientiertes Krafttraining setzt sich aus diesen beiden Varianten zusammen. Wenn Sie hauptsächlich an einer besseren Körperhaltung interessiert sind, Fett abbauen wollen, ohne zu viele Muskeln zu bekommen, ist ein Training der Kraftausdauer genau das Richtige. Wenn Sie lieber Ihr körperliches Erscheinungsbild verändern möchten und muskulöser wirken wollen, dann absolvieren Sie am besten ein Muskelaufbautraining. Sie unterscheiden sich in der Intensität und den Wiederholungszahlen. Im Einzelnen sieht das wie folgt aus:

Kraftausdauertraining: Drei Serien mit 15 bis 20 Wiederholungen mit 40 bis 60 Prozent der Maximalkraft und jeweils zwei bis vier Minuten Pause

Muskelaufbautraining: Drei Serien mit 8 bis 15 Wiederholungen mit 70 bis 85 Prozent der Maximalkraft und zwei bis vier Minuten Pause

Maximalkraft

Da wir jetzt gerade den Begriff Maximalkraft verwendet haben und nicht jeder weiß, was sich dahinter verbirgt, hier eine kurze Erläuterung: Bevor es mit einem Krafttraining an Maschinen losgeht, ist es ratsam, die Maximalkraft zu ermitteln. Das ist jenes Gewicht, welches Sie mit maximaler Kraft in einem kompletten Bewegungsablauf bewältigen können. Denn wenn Sie mit zu leichten Gewichten arbeiten, reagiert der Muskel nicht, sind die Gewichte zu schwer, riskieren Sie eine Überlastung und damit einhergehende Verletzungen. Ganz wichtig dabei: Ermitteln Sie die Maximalkraft niemals alleine. Wenn Sie in einem Fitnessstudio sind, fragen Sie einen der Trainer. Wenn Sie die entsprechenden Geräte zu Hause haben, fragen Sie eine Freundin oder einen Freund. Am besten eine Person, die schon Erfahrung mit Krafttraining hat. Außerdem sollten Sie sich unbedingt vorher ein paar Minuten aufwärmen.

Die beste Methode zur Ermittlung der Maximalkraft ist der dynamisch-progressive Maximalkrafttest. Das hört sich komplizierter an, als es ist. So geht's: Stellen Sie das zu testende Gerät auf Ihre Körpermaße ein. Der Trainingspartner achtet bitte auf eine korrekte Körperhaltung und Ausführung der Bewegung. Machen Sie zunächst zehn Wiederholungen mit einem geringen Gewicht oder Widerstand. Die Muskeln prägen sich das Bewegungsmuster ein und sind so auf die noch folgenden höheren Gewichte besser vorbereitet. Nach dieser Eingewöhnungsphase wählen Sie ein Gewicht, von dem Sie glauben, nur eine einzige Wiederholung schaffen zu können. Führen Sie diese Übung unbedingt korrekt durch. Dann machen Sie eine Pause von zwei bis drei Minuten, legen noch etwas mehr Gewicht drauf und führen die Übung erneut durch. Das Ganze machen Sie so lange, bis Sie nicht mehr in der Lage sind, das gewählte Gewicht zu bewältigen.

Notieren Sie das höchste Gewicht, welches Sie einmalig und in korrekter Ausführung bewältigen können. Es entspricht Ihrer derzeitigen Maximalkraft bei der getesteten Bewegung. Die Bestimmung der Maximalkraft sollten Sie regelmäßig wiederholen, am besten alle vier bis sechs Wochen. Gerade in der Anfangszeit kommt es recht schnell zu Leistungsverbesserungen.

Die richtige Trainingsplanung

Besonders wichtig beim Krafttraining ist die Pausengestaltung. Man könnte fast sagen: Nur durch Pausen wird man stark. Denn wer jetzt jeden Tag trainiert und Gewichte stemmt, bis zum Umfallen, tut sich keinen Gefallen. Der Körper rächt sich für diese Tortur, ermüdet, schlafft ab, und nicht selten stellt er sogar seinen Dienst ein. Deshalb spielt die richtige Trainingsplanung hier eine entscheidende Rolle. Zum besseren Verständnis lohnt dabei ein Blick auf die physiologischen Vorgänge: Bei einem ausreichend intensiven Reiz bilden sich in der beanspruchten Muskulatur neue Blutgefäße und Mitochondrien. Bei Letzteren handelt es sich um die so wichtigen kleinen Kraftwerke in jeder einzelnen Muskelzelle, die die Energie für die Muskelbewegung erzeugen. Das Muskelwachstum selbst wird durch ungefährliche kleine Risse im Muskel erzeugt. Diese Mikrotraumen locken sogenannte Satellitenzellen an. Dabei handelt es sich um ganz spezielle Zellen, die zur Reparatur des Muskels herangezogen werden. Sie produzieren an der verletzten Stelle Eiweißmaterial für die Reparatur, teilen sich und verschmelzen mit der Muskelfaser. Dieser ausgeklügelte Kreislauf führt schließlich zum Muskelwachstum. Übrigens: Eine Verdopplung des Muskelgewichts führt zu einer Verdreifachung der Kraft.

Die Reparaturzeit schwankt je nach individueller Leistungsfähigkeit und vorhergehender Belastung zwischen zwölf und 48 Stunden. Anfänger sollten ihren Muskeln nach dem Training also auf jeden Fall 48 Stunden Pause gestatten. Trainierte können die Zeit dann verkürzen. Damit Sie das nicht falsch verstehen. Diese Pause gilt nur für die beanspruchten Muskeln beim Krafttraining. Sie können selbstverständlich am nächsten Tag joggen gehen oder andere Muskeln trainieren.

Das Phänomen der Superkompensation

Manche haben vielleicht schon einmal davon gehört. Es geht um das Paradoxon, sich systematisch schwächen zu müssen, um stärker zu werden. Unser gemeinsames Ziel besteht ja darin, stärker zu werden. Dafür müssen Sie im Körper Prozesse in Gang setzen, die Experten als Superkompensation bezeichnen. Eine ausreichend intensive Belastung führt zu einer gewollten Störung des biologischen Gleichgewichts, Homöostase genannt. In der Erholungsphase passt sich der Körper wieder an und stellt, quasi um sich selbst zu schützen, eine höhere Leistungsbereitschaft wieder her. Ein zwei- bis dreimaliges Krafttraining pro Woche hat sich in vielen Studien als ideal erwiesen, um eine kontinuierliche Leistungssteigerung zu erreichen.

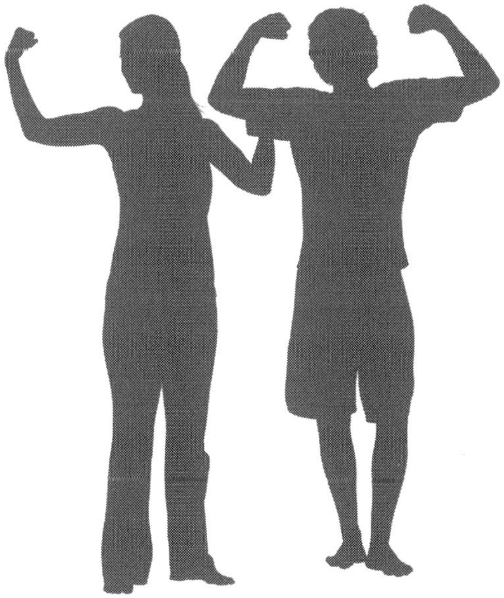

Extra Trainingstipps

Beim Krafttraining an Maschinen, mit Freihanteln oder auch mit dem eigenen Körpergewicht werden die einzelnen Bewegungsphasen in konzentrische und exzentrische Phasen unterteilt. Dazu ein Beispiel: Wenn Sie beim Bankdrücken das Gewicht nach oben stemmen, handelt es sich um die konzentrische Phase, wenn Sie das Gewicht wieder absenken, handelt es sich um die exzentrische Phase. Die Übergänge sollten möglichst fließend sein. Das funktioniert am besten mit einer kurzen Ruhepause, die man als statische Phase bezeichnet. Um den Muskel optimal zu trainieren, ist es gut, die Spannung dauerhaft zu halten, das Gewicht beim Bankdrücken also nicht auf der Brust aufkommen zu lassen, sondern kurz vorher zu stoppen, um es dann wieder nach oben zu bewegen.

Das klingt einfach, trotzdem machen viele Sportler dabei einen Fehler. Sie konzentrieren sich allzu sehr auf die konzentrische Phase und zu wenig auf die exzentrische Phase. Sie wird meist viel schneller und auch unsauberer ausgeführt, wie Untersuchungen gezeigt haben. Das ist nicht nur schlecht für die Gelenke, sondern auch für den Trainingseffekt. Denn gerade in der exzentrischen Phase kann man viel mehr Kraft entwickeln. Sie sollte also im gleichen Tempo oder sogar etwas langsamer durchgeführt werden als die konzentrische Phase.

Dynamisches Krafttraining

Es gibt zwei Möglichkeiten, ein Krafttraining durchzuführen: statische und dynamische Muskelarbeit. Bei der statischen Muskelarbeit kommt es zu einer sogenannten isometrischen Muskelspannung ohne Bewegungsausführung, beispielsweise das Halten einer Hantel in einer bestimmten Position oder das Drücken gegen einen unüberwindlichen Gegenstand. Das kann sehr effektiv sein, vor allem, weil man gezielt bestimmte Muskelgruppen trainieren kann. In diesem Ratgeber empfehlen wir trotzdem ausschließlich das dynamische Krafttraining. Das statische Krafttraining ist sehr belastend für die Gelenke, und es kann zu unerwünschten Blutdruckspitzen kommen. Das ist für gesunde und junge Menschen glücklicherweise kein Problem, für ältere Menschen mit eventuell vorliegenden Gefäßschäden aber schon. Außerdem fällt es schwer, normal weiter zu atmen. Aber dazu mehr im nächsten Absatz.

Richtig atmen beim Krafttraining

Wer schon mal ein schweres Gewicht gehoben hat, weiß, was passiert. Man hält die Luft an, bläht die Backen auf und bekommt einen hochroten Kopf. Man bezeichnet das als Pressatmung, und die sollten Sie möglichst vermeiden. Denn das dadurch einsetzende Luftanhalten hat massive Auswirkungen auf den Blutdruck. Bei gesunden Menschen bewegt sich der Blutdruck bei einem Wert von 120 zu 80. Bei Kraftsportlern, die mit sehr hohen Gewichten arbeiten, wurden schon Blutdruckspitzen des ersten Wertes von über 400 gemessen.

Eine Forschergruppe an der US-Universität von Montana hat das Phänomen der Pressatmung mal genauer unter die Lupe genommen. Ergebnis: Eine weitgehend normale Ausatmung ist der einfachste und sicherste Weg der Atmung beim Krafttraining. Der Blutdruckanstieg fällt deutlich geringer aus als bei der Pressatmung, und auch die so wichtige Stabilität der Rumpfmuskulatur bei vielen Übungen ist gewährleistet. Allerdings ist das natürlich nicht immer durchzuhalten. Untersuchungen haben gezeigt, dass bei einer Beanspruchung von mehr als 80 Prozent der maximalen statischen Kraft die Pressatmung einsetzt. Mit anderen Worten: Ohne Pressatmung kann ich nur maximal 80 Prozent meiner Kraft einsetzen. Für alle, die mehr wollen als nur ein gesundheitsorientiertes Krafttraining, ist das natürlich zu wenig. Die gute Nachricht: Für gesunde Menschen ist die Pressatmung nicht gefährlich. Dennoch müssen ältere Menschen mit Arteriosklerose aufpassen oder - falls sie doch mit höheren Gewichten arbeiten wollen - unbedingt ihren Arzt fragen.

Vorteil Drei-Satz-Training

Es ist vergleichbar mit einem ungeschriebenen Gesetz: Wer in ein Fitnessstudio oder in einen Sportverein geht, macht drei Sätze pro Übung oder Gerät. Auch Wissenschaftler haben sich in jüngster Zeit Gedanken darüber gemacht und diesbezüglich Studien durchgeführt. In einer Untersuchung an der Johann Wolfgang Goethe Universität in Frankfurt teilte man 27 erfahrene Kraftsportlerinnen in zwei Gruppen ein. Über einen Zeitraum von drei Wochen trainierten sie zweimal pro Woche und absolvierten dabei sieben unterschiedliche Übungen. An jedem Gerät machten beide Gruppen sechs bis neun Wiederholungen, jeweils bis zur Erschöpfung der Muskulatur. Die eine Gruppe aber eben nur einen Satz, die andere Gruppe drei Sätze mit Satzpausen von zwei Minuten. Ergebnis: Bei den Sportlerinnen der Drei-Satz-Gruppe waren die Leistungsverbesserungen deutlich großer als bei der Ein-Satz-Gruppe.

Auch in einer Studie an der US-Universität von Arizona konnten die Forscher mit dem Drei-Satz-Training größere Leistungssprünge beobachten als mit dem Ein-Satz-Training. In der Drei-Satz-Gruppe hatten sich die Probanden nach einem zwölfwöchigen Training mit drei Trainingseinheiten pro Woche an der Beinpresse um durchschnittlich 56 Prozent verbessert, die Ein-Satz-Gruppe nur um 26 Prozent.

Nun geht es im fitnessorientierten Sport nicht unbedingt darum, maximalen Kraftgewinn zu erreichen. Das Ein-Satz-Training ist weniger zeitaufwendig, man erzielt trotzdem Leistungssteigerungen. Allerdings nur dann, wenn man den Muskel auch vollständig erschöpft. Das ist für Anfänger aber nicht ratsam. Zu schnell schleichen sich bei hohen Belastungen Fehler ein, die zu gesundheitlichen Problemen führen können. Deshalb unser Tipp: erst einmal mit einem Mehr-Satz-Training ein gewisses Kraftniveau aufbauen. Wer dann die unterschiedlichsten Übungen gut beherrscht und mal etwas weniger Zeit hat, kann dann auch ein Ein-Satz-Training durchführen.

Das Anfängerprogramm

Und nun zum eigentlichen Training. Wie bereits mehrfach erwähnt, sollten Sie zunächst unter professioneller Anleitung trainieren. Ein guter Trainer weiß in der Regel, was zu tun ist. Trotzdem wollen wir Ihnen hier ein paar Dinge näherbringen. Dann wissen Sie, warum Sie was wie tun und so ganz nebenbei merken Sie dann auch schnell, wenn Ihr Trainer vielleicht doch nicht so gut ist, weil er von dem was nun folgt, nicht so viel versteht. Sollten Sie nach der Lektüre dieses Ratgebers mehr wissen als Ihr Trainer, ist es sogar ratsam diesen zu wechseln.

Wie schon gesagt, sollten Anfänger und sportliche Wiedereinsteiger zunächst mit einem Kraftausdauertraining beginnen. Die Belastung ist hier noch relativ gering. Es geht vor allem erst einmal darum, die einzelnen Übungen korrekt auszuführen und Muskelkater zu vermeiden. Das soll nicht heißen, dass Sie vom Training kaum etwas merken. Nein, auch bei dieser Trainingsform reagiert der Muskel. Sie haben dann richtig trainiert, wenn Sie eine gewisse Steifigkeit in den beanspruchten Muskeln spüren. Außerdem verbessert sich die bereits erwähnte intermuskuläre Koordination. Zur Erinnerung: Darunter versteht man das optimale Zusammenwirken verschiedener Muskeln innerhalb eines Bewegungsablaufes. Ideal ist es, zunächst an Maschinen zu trainieren, die die jeweilige Bewegung vorgeben.

Suchen Sie sich - am besten gemeinsam mit Ihrem Trainer - sechs Übungen aus und absolvieren Sie jeweils drei Sätze mit 15 bis 20 Wiederholungen mit einem Gewicht, das 60 Prozent Ihrer Maximalkraftleistung entspricht. Gute Trainer ermitteln die Maximalkraft gleich zu Beginn eines Trainings. Zwischen jedem Satz machen Sie etwa zwei Minuten Pause. Achten Sie bei der Auswahl der Übungen darauf, sowohl den Agonisten als auch den Antagonisten zu trainieren. Kurz zur Erklärung: Wenn Sie beispielsweise die Arme beugen, dann arbeitet der Bizeps also der Agonist. Wenn Sie den Arm wieder strecken, ist dafür der Trizeps also der Antagonist nötig. Für die Beinmuskeln heißt das, sowohl die Oberschenkelvorderseite (Agonist) als auch die Oberschenkelrückseite (Antagonist) in das Training einzubeziehen. Das ist wichtig, weil es sonst zu muskulären Dysbalancen kommt. Der Agonist ist stärker als der Antagonist oder umgekehrt. Das ist bei Menschen mit sitzender Tätigkeit oft der Fall, weil es durch die gekrümmte Sitzhaltung mit nach vorne hängenden Schultern passiert, dass sich der Brustmuskel verkürzt. Gleichzeitig wird der obere Rückenmuskel überdehnt. Die Folge ist ein Rundrücken. Muskuläre Dysbalancen sind die häufigste Ursache von Schäden und Funktionsstörungen am Bewegungssystem sowohl bei Couch-Potatoes als auch bei Freizeit- und Leistungssportlern. Mit der richtigen Auswahl der Übungen – Training von Agonist und Antagonist – lässt sich dieses Problem leicht beheben.

Erst an die Maschinen

Als Anfänger absolvieren Sie Ihr Training zunächst an Kraftmaschinen, bei denen die Bewegungsführung vorgegeben ist. Glauben Sie uns, es braucht erst eine gewisse Basis, um später dann auch an Freihanteln trainieren zu können. Wobei „später" relativ ist. Wenn Sie regelmäßig zwei- oder vielleicht dreimal die Woche an den Geräten trainieren, können Sie je nach Alter nach etwa drei Monaten auch zu den effektiveren Freihanteln greifen. Bei der Auswahl der Übungen bitte auf die Reihenfolge achten. Es ergibt keinen Sinn, die gleiche Muskelgruppe an zwei aufeinanderfolgenden Geräten zu trainieren. Stichworte auch hier noch einmal: das Zusammenspiel von Agonist – Antagonist.

Da die wenigsten Menschen entsprechende Maschinen bei sich zu Hause rumstehen haben, ist es nötig, entweder ein Fitnessstudio aufzusuchen oder einen der vielen Sportvereine, die auch Breitensport anbieten. Zusammen mit den Trainern können Sie dann Ihre Ziele besprechen und ein Programm zusammenstellen. Tipp für alle, die ungern in ein Fitnessstudio gehen möchten: Beißen Sie in den sauren Apfel, schließen Sie, auch wenn es vielleicht etwas teurer ist, einen kurzfristigen Vertrag ab oder noch besser, einen monatlich kündbaren Vertrag. Viele Studios lassen da mit sich handeln. Aber vertrauen Sie uns. Es ist wirklich besser, zunächst unter Aufsicht zu trainieren, am besten so drei bis sechs Monate. Sie lernen in dieser Zeit Ihren Körper kennen, können sich und Ihre Leistungsfähigkeit besser einschätzen, und vor allem führen Sie die Übungen mit der richtigen Technik durch.

INFO

Übungsvorschläge

Hier sechs Übungen, die in nahezu jedem Fitnessstudio möglich sind und sich sehr gut dazu eignen, um sich eine Grundlage aufzubauen:

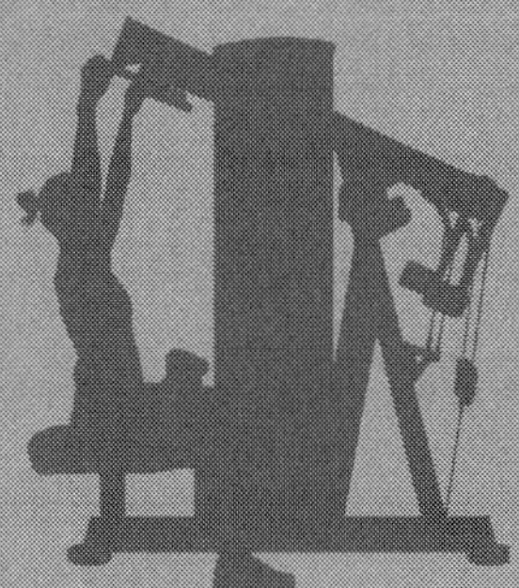

- **Beinstemme**
- **Latziehen**
- **Bruststemme oder Bankdrücken**
- **Beinstrecker**
- **Bauchmuskelmaschine**
- **Rückentrainer**

Der vorab durchgeführte Maximalkrafttest zeigt Ihnen, wie hoch Sie die Gewichte bei den jeweiligen Übungen einstellen sollten. Gerade in der Anfangszeit verbessern Sie sich schnell. Das liegt nicht immer unbedingt am Kraftzuwachs, sondern an einer besseren intra- und intermuskulären Koordination. Sie setzen Ihre Muskeln viel effizienter ein, um ein Gewicht zu stemmen. Deshalb unser Tipp: Alle zwei Wochen können Sie das Gewicht auch ohne Maximalkrafttest ein wenig erhöhen. Sie werden schnell merken, ob Sie die 15 bis 20 Wiederholungen weiterhin korrekt ausführen können. Wenn nicht, einfach das Gewicht wieder reduzieren.

Sehr gut für ein Training geeignet sind auch Seilzugmaschinen. Der Kreativität bei der Ausführung der Übungen sind dabei kaum Grenzen gesetzt. Allerdings ist es auch hier wichtig, zunächst unter Aufsicht zu trainieren, da das Workout koordinativ etwas anspruchsvoller ist.

Freihanteltraining für Fortgeschrittene

Je nach Alter, Fitnesslevel und Fortschritt können Sie nach etwa zwölf Wochen regelmäßigen Trainings an den Geräten zu Freihanteln greifen. Die Übungen mit Hanteln und Co. sind sehr viel intensiver, weil deutlich mehr Muskelgruppen zum Einsatz kommen. Es handelt sich schließlich um komplexere Bewegungsabläufe, die zusätzlich ein Ausbalancieren der Hanteln nötig machen. Bevor es mit den Freihanteln losgeht, lohnt sich wieder ein Maximalkrafttest.

Das Programm für Fortgeschrittene

Da Sie kein Anfänger mehr sind, können Sie selbst entscheiden, was Sie erreichen wollen. Wenn Sie mehr an Kraftausdauer interessiert sind, können Sie weiterhin drei Sätze mit 15 bis 20 Wiederholungen mit etwa 60 Prozent der Maximalkraft absolvieren. Bei einem eher fitness- und gesundheitsorientierten Krafttraining ist es allerdings nicht nötig, ständig die Intensität zu steigern. Wenn Sie mit Ihrer Figur glücklich sind, können Sie das Training so beibehalten.

Wenn Sie sich aber doch lieber ein paar ansehnliche Muskelpakete zulegen möchten, müssen Sie die Intensität steigern und die Gewichte erhöhen. Dann machen Sie acht bis 15 Wiederholungen mit 70 bis 85 Prozent der Maximalkraft. Ganz wichtig: Sorgen Sie für viel Abwechslung beim Training. Wer stets nur die gleichen Übungen macht, muss mit Stagnation rechnen.

Functional Fitness

Als Jürgen Klinsmann vor der Fußball-Weltmeisterschaft 2006 das Training der deutschen Nationalmannschaft übernahm und sich erlaubte einen amerikanischen Fitnesstrainer zu engagieren, kamen Medien die Bevölkerung aus dem Staunen nicht mehr heraus: Mit ganz speziellen, oftmals auch lustig aussehenden Übungen wurden die Kicker auf Vordermann gebracht. Das wurde anfangs belächelt, nicht selten sogar durch den Kakao gezogen. Wir wollen da niemandem zu nahe treten, aber genau diese Trainingsmethode gehörte in anderen, weniger beachteten Sportarten schon längst zum Repertoire. Nach und nach eroberte die Functional Fitness dann aber auch den Fußball. Kein Verein, der was auf sich hält, verzichtet heute noch darauf. Und nicht nur der WM-Titel 2014, sondern auch viele wissenschaftliche Studien beweisen die Effizienz dieses hochintensiven und dabei zeitsparenden Workouts. Der große Vorteil der Functional Fitness: Der Körper wird wieder so benutzt, wie es die Natur vorgesehen hat.

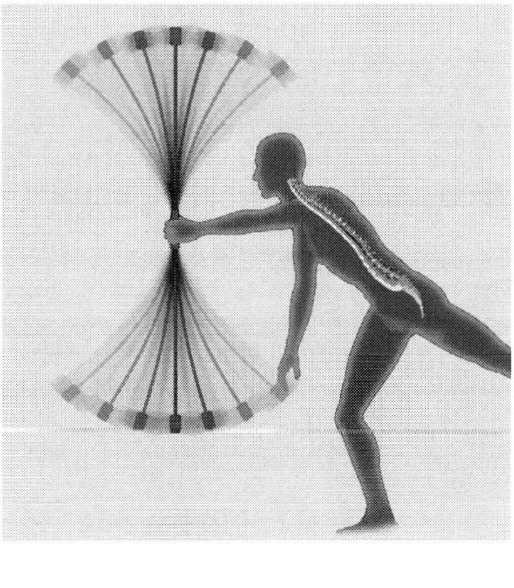

Zur Erklärung: Wie wir ja schon ausgeführt haben, kommt die moderne Gesellschaft aus dem Sitzen gar nicht mehr heraus. Sogar einen lateinischen Begriff gibt es schon dafür: den homo sedens, den sitzenden Mensch. Die meisten von uns arbeiten im Sitzen, essen im Sitzen und fahren zur Arbeit im Sitzen. Die logische Folge: unsere Hüfte ist fast ständig gebeugt, die Gesäßmuskeln verkümmern, die Schultern hängen nach vorn und sind nach innen gedreht. Beim Functional Fitness versuchen die entsprechend ausgebildeten Trainer die eingerosteten Alltagsmuskeln wieder einzuschalten. Warum das so gut funktioniert zeigt ein Blick auf die Anatomie: Die einzelnen Körperbereiche sind über Faszien miteinander verbunden und deshalb ergibt es Sinn, den Körper auch im Ganzen zu trainieren. Nicht umsonst bezeichnen Experten Functional Fitness auch als Ganzkörpertraining. Weiterer Vorteil: Die verkümmerten Alltagsmuskeln lassen sich in kurzer Zeit und bei regelmäßigem Training schnell wieder zum Leben erwecken und das mit relativ wenig Zeitaufwand. Obwohl das eigentlich schade ist, denn es gibt wohl kaum jemanden, dem die vielfältigen Übungsprogramme keinen Spaß machen. Das Training kann ohne Equipment durchgeführt werden. Man benutzt einfach das, was einem die Umgebung bietet: Parkbänke, Tische, Baugerüste, Zäune – der Fantasie sind keine Grenzen gesetzt. Natürlich gibt es auch sehr gutes und meist recht günstiges Equipment. Mehr dazu etwas später in diesem Kapitel und auch in Kapitel 5.

Was Sie für die Functional Fitness allerdings tatsächlich brauchen - zumindest in der Anfangsphase - ist ein guter Trainer. Das ist aber kein Problem, denn speziell ausgebildete Experten finden sich im ganzen Bundesgebiet.

Diese führen dann in der Regel erst einmal einen Einstufungstest durch, in der Fachsprache heißt er Functional Movement Screen. Das sind sieben Übungen, mit denen man Schwächen und Stärken optimal aufspüren kann. Beim Training selbst geht es dann nicht darum, einzelne Muskeln zu stärken, sondern das Zusammenspiel aller Gelenke und Muskeln zu verbessern. Insbesondere sollen muskuläre Dysbalancen wieder ausglichen werden. Die meisten Übungen werden im Stehen durchgeführt und sprechen mehrere Gelenke gleichzeitig an. Auf einen Schlag wird die Beweglichkeit von Sprunggelenk, Hüfte, Brustwirbelsäule und Schultergelenk erhöht, während die stetig steigende Muskelkraft die Stabilität in Knie, Rumpf und Schulterblättern verbessert. Rückenschmerzen kennen diejenigen, die Functional Fitness regelmäßig durchführen, dann wirklich nur vom Hörensagen.

Spezielle Geräte

Die Industrie hat auf diesen neuen Fitnesstrend, der uns sicher noch lange begleiten wird, längst reagiert und bietet zahlreiche Produkte an. Einige von ihnen möchten wir Ihnen hier kurz vorstellen.

Slashpipe

Ganz neu auf dem Markt und mit dem AGR-Gütesiegel ausgestattet ist eine mit Wasser gefüllte Kunststoffröhre „Made in Germany". Mit der Slashpipe lassen sich in einem Workout Ausdauer, Kraft und Koordination optimal trainieren. Sie ähnelt ein wenig dem Laserschwert aus den Star Wars-Filmen und ist zwischen 1,20 Meter und etwa zwei Meter lang. Statt mit gebündelten Lichtstrahlen ist die Kunststoffröhre mit Wasser gefüllt. Man kann sie an zwei Schlaufen gut in die Hand nehmen und in Bewegung setzen. Das Besondere bei allen Übungen, die man im Sitzen, Stehen und Liegen durchführen kann: Das Wasser soll trotz der unterschiedlichen Übungspositionen, Übungsgeschwindigkeiten und Bewegungswinkel einigermaßen im Gleichgewicht bleiben. Klingt nach einer unlösbaren Aufgabe und das ist es auch. Deshalb sprechen die deutschen Erfinder auch von einem gewollten natürlichen Chaos. Der Effekt: Der Körper muss bei allen Bewegungsausführungen sofort reagieren.

Das hat gleich mehrere entscheidende Vorteile: Je nachdem wie sich das Wasser verhält, ist sofort ersichtlich, ob man seine Übungen richtig oder falsch macht. Je weniger „Chaos", desto besser. Möglich macht das nur der Einsatz vieler Muskeln. Auch hier wird vor allem die autochthone Muskulatur gefordert. Regelmäßiges Training steigert Kraft und Kraftausdauer, verbessert die Körperhaltung, verfeinert die Tiefenwahrnehmung und erhöht die Konzentrationsfähigkeit. So ganz nebenbei profitieren auch Herz- und Kreislauf davon. Das stete Reagieren auf die Bewegungen des Wassers kann muskuläre Defizite und Dysbalancen ausgleichen und es kommt zu einer Verbesserung der intra- und intermuskulären Koordination. Erste wissenschaftliche Studien an der Bergischen Universität Wuppertal konnten die positiven Effekte bereits nachweisen. Die Slashpipe kostet rund 130 Euro. Mehr dazu auch in Kapitel 5.

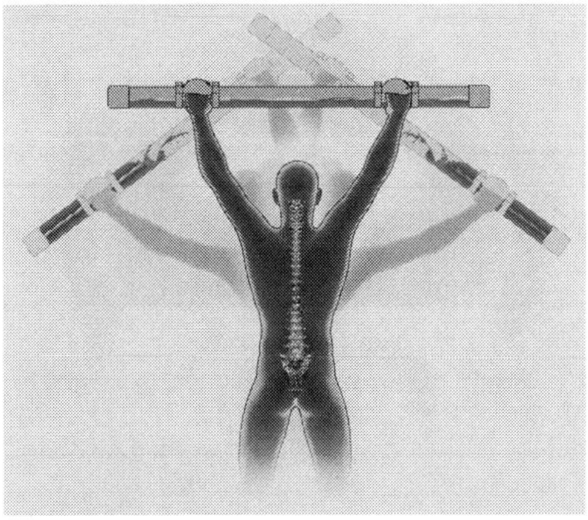

Ropetraining

Die meisten kennen sicher noch die dicken Seile, die von der Turnhallendecke herunterhingen und an denen man sich hochhangeln sollte. Der US-Amerikaner John Brookfield hatte vor ein paar Jahren die Idee, diese dicken Seile abzuhängen und durch rhythmische Armbewegungen in Schwingung zu versetzen. Ein ziemlich genialer Einfall, denn diese Functional-Fitness-Variante, die er Ropetraining nannte, erlebt einen weltweiten Boom. Zahlreiche Fußball-Bundesligavereine trainieren bereits mit den Seilen, profitieren davon kann aber jeder. Das beweisen mittlerweile sogar klinische Studien. Vor allem die Muskeln rund um die Wirbelsäule lassen sich mit Ropetraining optimal aufbauen.

Die Umsetzung ist denkbar einfach: Man verankert ein etwa zwölf bis 20 Meter langes Seil mit einer speziellen Vorrichtung im Boden. Dann nimmt man die Seilenden jeweils in eine Hand und versetzt das Seil mit Hand- und Armbewegungen in Schwingung. Je gleichmäßiger die dabei entstehende Welle ist, desto besser. Was so ästhetisch und spielend einfach aussieht, hat es allerdings in sich. Ropetraining ist richtig anstrengend. Dafür reichen aber auch schon wenige Minuten aus, um spürbare Effekte zu erzielen. Am meisten profitiert die Ihnen ja schon bekannte autochthone Rückenmuskulatur. Zur Erinnerung: Dabei handelt es sich um jene Muskeln entlang der Wirbelsäule, die bei den meisten Menschen zu schwach ausgeprägt sind und die deshalb häufig für Rückenschmerzen verantwortlich sind. So ganz nebenbei verschafft Ropetraining eine athletische Figur und hilft dabei, überflüssige Pfunde zu verlieren.

Ein Komplettset mit Seil, Verankerung und DVD-Anleitung kostet rund 200 Euro. Mittlerweile bieten aber auch immer mehr Fitnessstudios und Sportvereine das Training an. Sportliche Anfänger oder Wiedereinsteiger sollten zunächst unter Anleitung trainieren, damit sie sich nicht überfordern. Viele weitere Infos gibt es unter www.ropetraining.de im Internet.

Medizinball

Eine Renaissance erlebt auch der Medizinball, den wir aus Schulzeiten kennen. Denn auch mit ihm ist ein sehr effektives und vielseitiges Training möglich. Außerdem sieht er heute viel besser aus, das antiquitierte braune Leder ist längst passé. Die unterschiedlich schweren Bälle trainieren den gesamten Körper und genau wie früher werden die Bälle gehoben, geworfen, um den Körper gedreht. Medizinbälle gibt es ab 25 Euro im Sportfachhandel oder im Internet.

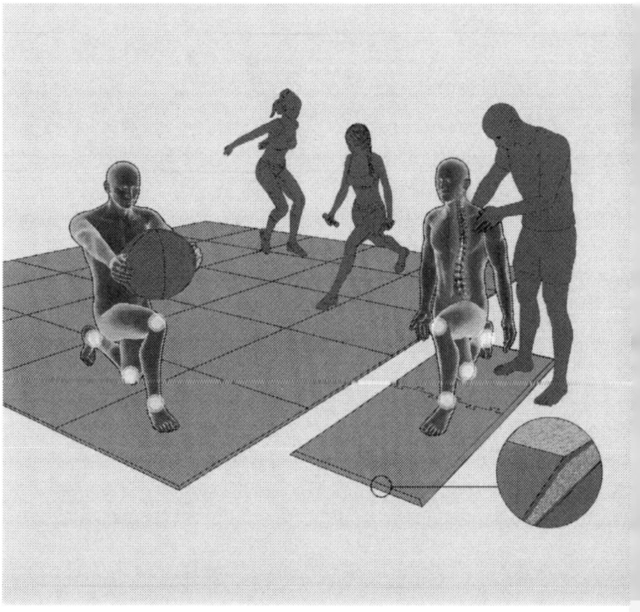

Tai-Chi und Qigong

Anders als bei der Functional Fitness erfreuen sich die beiden nun folgenden Bewegungsformen schon seit hunderten von Jahren größter Beliebtheit. Tai-Chi und Qigong sind in ihren Ursprungsländern fester Bestandteil der Gesundheitslehre, werden aber auch hierzulande immer öfter praktiziert. Und das ganz zu Recht. Aber lesen Sie selbst.

Tai-Chi

Die Chinesen lieben die sanfte Kampfkunst schon seit Generation. Millionen von ihnen beginnen jeden Morgen den Tag mit Tai-Chi. Die rund 700 Jahre alte Form der Selbstverteidigung schöpft Kraft aus Balance und Konzentration. Der Legende nach ist Tai-Chi, was übersetzt so viel heißt wie „die letzte Faust", im 12. Jahrhundert entstanden: Der Mönch Zhang Sanfeng beobachtete in den chinesischen Wudang-Bergen den Kampf zwischen einer Schlange und einem Vogel. Völlig fasziniert sah er zu, wie die Schlange mit ihrer Geschmeidigkeit den harten Attacken des Vogels auswich. Der Vogel pickte zwar ständig auf die Schlange ein, diese aber bewegte ihre Glieder gleichmäßig, biss genau im richtigen Moment zu und gewann den Kampf. Zhang Sanfeng sah darin das Prinzip bestätigt, dass das Weiche das Harte besiegt. Er entwickelte daraufhin Körperübungen, die diese Eigenschaften beim Menschen fördern sollen und integrierte sie in die Prinzipien der Wudang-Schule, den Ursprung des Tai-Chi.

Wesentliche Bestandteile des Tai-Chi sind neben den langsamen und genau festgelegten Bewegungsabläufen, die fließend ineinander übergehen, eine freie, tiefe Atmung und die Meditation. Während der Ausführung werden alle Körperübungen mit der Vorstellung bestimmter Bilder verbunden, wie beispielsweise das Spiel mit einem imaginären Ball. Das soll helfen, den Geist mit in die Übungen einzubeziehen. Gewünschter Nebeneffekt: Der Atem kann ruhig und gleichmäßig fließen. Tief in der asiatischen Lehre verankert ist das Verständnis für die Energie des Körpers, das Qi. Diese Lebensenergie in uns sollte sich möglichst in einem kontinuierlichen Fluss befinden. Stress, Ärger und Hektik aber stören den Fluss des Qi und bringen das ausgewogene Verhältnis von Ying und Yang aus der Balance. So kann Tai-Chi in hektischen Zeiten und bei einem Gefühl von Dauerstress wieder für einen harmonischen Qi-Fluss sorgen.

Natürlich muss niemand in fernöstliche Philosophien abtauchen, um Tai-Chi zu üben. Vielmehr ist Tai-Chi unter Anleitung leicht zu erlernen. Alle Übungen werden ohne große Anstrengung ausgeführt und entwickeln auf sanfte Weise Kraft und Geschmeidigkeit. Deshalb ist diese wunderbare Bewegungsmeditation auch für Menschen jeden Alters geeignet. Korrekt ausgeführt löst Tai-Chi körperliche und auch seelische Blockaden, so dass gestaute Lebensenergie wieder ins Fließen kommen kann. Es beugt Haltungsschäden vor, lindert Verspannungen und verbessert die Beweglichkeit. Auch bei Nervosität, Bluthochdruck, Asthma und Magen-Darm-Störungen hat Tai-Chi positive Auswirkungen. Wer es selbst ausprobieren möchte, findet im Internet sicher Angebote in seiner Nähe. Auch einige Krankenkassen bieten Kurse an.

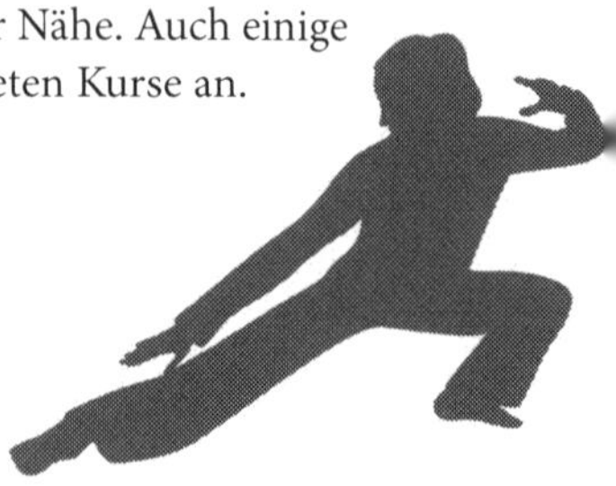

Qigong

Noch vor wenigen Jahren erregte der Anblick von Menschen, die sich in einer Parkanlage im Zeitlupentempo bewegten Aufsehen. Heute ist das – zumindest in den größeren Städten – ein ganz normaler Anblick. Qigong heißt wörtlich übersetzt so viel wie „Arbeit mit dem Qi". Charakteristisch sind die harmonischen, langsam fließenden Bewegungen und Körperhaltungen sowie die Ruhe- und Entspannungsübungen. Auch wenn Beobachter nur ineinander übergehende Bewegungen sehen, spielt beim Qigong auch der geistige und meditative Aspekt eine zentrale Rolle. Alle Übungen sind begleitet von der Vorstellung, dass sich beim Einatmen der Körper mit der Lebensenergie Qi füllt, die dann in den Energiebahnen (Meridianen) zirkuliert.

Die Wurzeln des Qigong reichen weit in die Geschichte Chinas zurück. Es ist damit eine der ältesten Meditations- und Therapieformen überhaupt und heute fester Bestandteil der Traditionellen Chinesischen Medizin (TCM). Während der chinesischen Kulturrevolution (1966–1978) ließ Mao Tse Tung die Heilgymnastik verbieten. Nach Aufhebung des Verbots, brach dann aber ein regelrechter Boom aus. Er hält bis heute an und hat mittlerweile den ganzen Globus erfasst. Qigong beruht auf einem sogenannten energetischen Ansatz. Alle körperlichen und seelischen Beschwerden, so die Theorie, sind auf eine Blockade des Qi-Flusses zurückzuführen. Alle Krankheiten aber auch emotionale Unausgeglichenheit führt zu einem Qi-Stau. Deshalb dienen alle Übungen auch dem Erhalt und der Regeneration des Qi. Innere Bilder, wie beispielsweise das „Spiel der fünf Tiere", sorgen dafür, dass der Geist in jede Bewegung einbezogen ist. Ganz unwillkürlich wird bei jeder Bewegung auch die Atmung gelenkt. Die meditative Konzentration auf die Vorstellung, dass Qi durch die Organe zu leiten, fördert die innere Entspannung.

Für die langsamen, manchmal tänzerischen Bewegungen reicht schon eine Fläche von einem Quadratmeter aus. Qigong dient vor allem der Vorbeugung und ganz allgemein dem Erhalt der Gesundheit. Es vermittelt ein herrliches Gefühl der Ruhe, fördert die Entspannung und wirkt sich günstig auf das Nerven- und Kreislaufsystem aus. Muskeln, Sehnen und Gelenke werden aktiviert, ohne dass es zu einer Überlastung kommt. Wer Qigong ausüben möchte, braucht keine großen sportlichen oder gar athletischen Fähigkeiten. Alle Übungen lassen sich ganz individuell auf die jeweiligen Möglichkeiten des Übenden abstimmen. Das Alter spielt dabei keine Rolle. Qigong wird zwar überwiegend im Stehen ausgeführt, aber es gibt auch Übungen im Sitzen oder Liegen. Letztere erfordern ein hohes Maß an Konzentration, da das Qi mittels eigener Vorstellungskraft und Atmung gelenkt wird. Die Grundpositionen und die meisten Übungen sind aber relativ leicht zu erlernen. Die wohltuenden Wirkungen des Qigong können sich jedoch nur entfalten, wenn man regelmäßig übt. Idealerweise zunächst unter Anleitung eines versierten Lehrers. Erst wenn man die einzelnen Figuren sicher beherrscht, kann man sie auch alleine durchführen. Wer es regelmäßig praktiziert, kann dann schon bald das sogenannte Qi-Gefühl spüren. Viele beschreiben es als etwas Lebendiges oder Pulsierendes, das den Körper durchströmt. Auch Qigong wird mittlerweile in vielen deutschen Städten angeboten. Im Internet finden Sie sicher auch einen Kurs in Ihrer Nähe.

Ausdauersport

Sie können sich sicherlich erinnern. Am Anfang dieses Kapitels haben wir Ihnen gesagt, dass die Bereiche Ausdauer, Kraft und Koordination für ein vernünftiges und ausgewogenes Sportprogramm unerlässlich sind. Nach den umfangreichen Ausführungen zum Thema Kraft, möchten wir nicht ganz so ausführlich auf das Thema Ausdauer eingehen. Nicht ganz so ausführlich, weil es den Rahmen dieses Buches sprengen würde, auf alle unterschiedlichen Sportarten einzugehen. Denn egal, ob Sie nun lieber Joggen, Walken, Nordic Walking, Radfahren, Inline-Skaten oder Schwimmen wollen, für alle Sportarten finden Sie im Buchhandel tolle Ratgeber. Wobei auch hier gilt, dass es am besten ist - zumindest in der Anfangsphase - unter professioneller Anleitung zu trainieren. In nahezu jeder Stadt finden Sie dafür die entsprechenden Angebote. Manchmal ist es nötig, Mitglied in einem Verein zu werden, die Jahresgebühr ist aber meistens nicht so hoch. Wer mehr Geld ausgeben möchte, kann sich auch einen Personal Trainer nehmen. Das hat den Vorteil einer optimalen individuellen Betreuung. Die Grundlagen des Ausdauertrainings möchten wir Ihnen aber dennoch gerne etwas näher bringen. Denn wenn Sie wissen, warum Sie etwas tun, ist die Motivation gleich viel höher. Denken Sie an unseren Rekord!

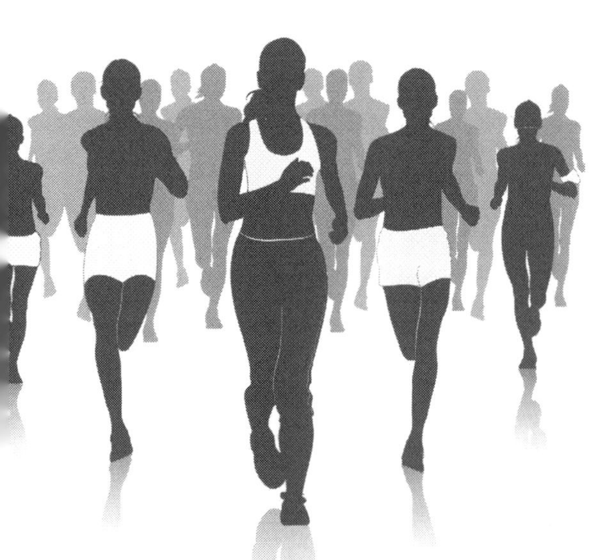

Aerobes und anaerobes Training

Die beiden wichtigsten Begriffe im Zusammenhang mit Ausdauertraining sind aerob und anaerob. Sie beschreiben jeweils die Art der Energiebereitstellung bei einer sportlichen Tätigkeit. Bei der aeroben Ausdauer steht Ihrem Körper immer genügend Sauerstoff zur Verfügung. Sie gewinnen Ihre Energie also vorwiegend aus Fett und nur zu einem geringen Anteil aus Kohlenhydraten. Das Prinzip ist ganz einfach: Je schneller Sie laufen, schwimmen oder radeln, desto mehr Kohlenhydrate benötigt der Körper. Irgendwann verschlechtert sich die Sauerstoffversorgung des Muskels. Das ist dann die anaerobe Energiebereitstellung. Für Anfänger und sportliche Wiedereinsteiger gilt: Ideal ist ein aerobes Training. Und auch wer schon gut trainiert ist, sollte einen Großteil des Trainings im aeroben Bereich durchführen. Selbst bei Weltklassemarathonläufern, Tour-de-France-Fahrern und Langstreckenschwimmern beträgt der aerobe Anteil beim Training 80 bis 90 Prozent. Der Puls liegt an Land dann je nach Lebensalter zwischen 110 und 135 Schlägen pro Minute. Im Wasser müssen Sie zehn Schläge abziehen, weil der sogenannte hydrostatische Druck des Wassers den Puls nicht so stark in die Höhe schießen lässt.

Die Pulsuhr hilft

Die wohl einfachste Möglichkeit seinen Puls zu kontrollieren besteht darin, eine Pulsuhr zu benutzen. Natürlich lässt sich der Puls auch mit der Hand erspüren. Aber das hieße jedes Mal anhalten, fühlen, rechnen, überlegen, ob es passt und dann weitermachen. Einfacher ist es da mit der Pulsuhr. Vernünftige Exemplare gibt es schon ab 30 bis 40 Euro. Wer ein bisschen mehr Geld ausgibt, bekommt Uhren mit gewissen Extras. Je nach den vorher eingegebenen Daten ermitteln sie den optimalen Trainingspuls und geben ein Signal ab, wenn man diesen verlässt. Der große Vorteil: Sie trainieren nicht nach starren Plänen, sondern so, wie es Ihrer individuellen Leistungsfähigkeit entspricht. So ganz nebenbei berechnen diese kleinen Handgelenkscomputer auch noch den Kalorienverbrauch, und die Nobelmodelle sind sogar mit GPS ausgestattet, damit Sie sich sich beim Querfeldein-Training nicht verlaufen.

Check-up beim Arzt

Für viele stellt sich natürlich die Frage: Wo liegt denn meine optimale Trainingspulsfrequenz? Diese zu ermitteln ist idealerweise Sache des Arztes. Für Anfänger und alle, die seit längerer Zeit keinen Sport getrieben haben, ist ein sportmedizinischer Check absolut notwendig. Aber auch bereits versierte Sportler sollten sich regelmäßig untersuchen lassen. Nur so lassen sich eventuelle Erkrankungen, vor allem des Herzens, ausschließen. Mithilfe eines Belastungs-EKGs, wird die maximale Herzfrequenz ermittelt. Sie dient dann der Festlegung des optimalen Trainingspulses, der Ihr ganz persönliches Wohlfühltempo anzeigt.

Der Trainingspuls

Die Intensität des Trainings und damit die Höhe des Pulsschlags, hängen entscheidend von Ihren Trainingszielen ab. Anfänger müssen sich zunächst eine Grundlage schaffen. Das dauert rund zwei bis drei Monate. Also haben Sie Geduld und bleiben Sie unbedingt dabei, es lohnt sich definitiv. Auf die berühmten Blitzlügen wie „Marathon in acht Wochen“ dürfen Sie auf keinen Fall hören. Es kann nicht funktionieren, der Körper braucht nun mal seine Zeit, um sich einer Belastung anzupassen. Nach dem Aufbau einer guten Grundlagenausdauer können Sie die Trainingshäufigkeit und schließlich die Intensität erhöhen.

Das Grundlagentraining, auch Gesundheitstraining genannt, findet je nach Lebensalter in einem Bereich zwischen 110 und 130 Schlägen pro Minute statt. Das entspricht 60 bis 70 Prozent der maximalen Herzfrequenz. Diese Art des Trainings kurbelt bereits den Fettabbau an. Der Körper stellt sich darauf ein und holt sich dann auch im normalen Alltag immer mehr Energie aus den Fettreserven. Etwas intensiver ist ein Stoffwechseltraining in der berühmten aeroben Zone. Aerob, das wissen Sie ja schon, heißt nichts anderes, als dass dem Körper immer ausreichend Sauerstoff für die zu bringende Leistung zur Verfügung steht. Hier liegt der Puls zwischen 110 und 145 Schlägen pro Minute. In diesem Bereich ist die Fettverbrennung am effektivsten. Das entspricht etwa 70 bis 80 Prozent der maximalen Herzfrequenz.

Bei einem Fitnesstraining kann der Puls immer mal wieder auf bis zu 180 Schläge pro Minute ansteigen. Dabei handelt es sich dann um das bereits erwähnte anaerobe Training. Der Organismus geht also eine Sauerstoffschuld ein. Dieses Training ist vor allem für bereits versierte Sportler geeignet. Die Sauerstoffversorgung der Muskeln erhöht sich und auch in der anschließenden Regenerationsphase verbrennt der Körper mehr Fett.

Was Ausdauersport bewirkt

Damit Sie wissen, warum es sich lohnt, regelmäßig ein Ausdauertraining durchzuführen, hier die wichtigsten Erkenntnisse der Wissenschaft aus den vergangenen Jahren.

Gehirn

Die Durchblutung in verschiedenen Hirnregionen steigt um etwa 30 Prozent an. Außerdem erhöht sich die Zahl junger Nervenzellen im Hippocampus. Das ist jener Bereich des Gehirns, der für die Gedächtnisleistung zuständig ist. Außerdem schüttet unsere Denkzentrale beim Ausdauertraining vermehrt stimmungsaufhellende Endorphine aus.

Drüsen

Die schmetterlingsförmige Schilddrüse schüttet vermehrt die Hormone Thyroxin und Trijodthyronin aus. Die Folge: Die Stoffwechselaktivität erhöht sich, und das gilt auch in Ruhe. Der Körper verbrennt also deutlich mehr Kalorien, selbst wenn wir auf der Couch sitzen. Die Bauchspeicheldrüse hingegen reagiert mit einer gleichmäßigen Ausschüttung von Insulin. Es wird vermehrt Zucker in die Zellen geschleust, der Blutzuckerspiegel sinkt. Die Insulinrezeptoren werden empfindlicher für Insulin, wodurch von der Zelle vermehrt Proteine für den Transport von Glukose durch die Zellmembran gebildet werden. Es gibt keine bessere Vorbeugemaßnahme gegen das Massenleiden Diabetes vom Typ 2.

Herz

Dieser wohl wichtigste Muskel des Körpers wächst und arbeitet ökonomischer. Das ist vor allem für Herzkranke eine gute Nachricht. Sie sind viel belastbarer. Für alle gilt: Das Herz kann 20 Prozent mehr Blut aufnehmen und deutlich mehr Pumparbeit leisten. Wer regelmäßig läuft, kann dem Herzen also viel Arbeit abnehmen. Bis zu 30.000 Schläge lassen sich durch ein Ausdauertraining täglich einsparen. Eingesparte Schläge bedeuten geringere Abnutzung. Das Herz muss 25 Prozent weniger arbeiten und schlägt dafür als Dankeschön bis zu 10 Jahre länger.

Lunge

Ein ausdauertrainierter Mensch atmet weniger, dafür aber deutlich tiefer. Schon nach zwei Monaten Training erhöht sich die sogenannte Vitalkapazität um 25 Prozent. Sie bezeichnet das Lungenvolumen zwischen maximaler Ein- und Ausatmung.

Leber

Der Körper benötigt durch den Ausdauersport mehr Zucker. Folglich kann die Leber ihre Glykogendepots aufstocken und hat keine Probleme, den Blutglukosespiegel konstant zu halten. Dadurch erhöht sich die Leistungsfähigkeit des Körpers insgesamt.

Muskeln

Durch das wachsende Herz und dessen stärkere Pumpleistung erhalten die kleinen Gefäße in den Muskeln mehr Blut. Davon profitieren die Mitochondrien. Diese so wichtigen Kraftwerke des Körpers können aus Zucker und Fettsäuren mehr Energie bereitstellen. Hinzu kommt, dass Untrainierte nur etwa 60 Prozent ihrer Muskelfasern aktivieren können, trainierte Sportler hingegen bis zu 90 Prozent. Es gibt keinen besseren Schutz vor Rückenschmerzen.

Myokine

Bei körperlicher Aktivität schütten die Muskeln ganz besondere Botenstoffe aus: die Myokine. Noch steht die Wissenschaft mit der Erforschung dieses Stoffes erst am Anfang, fest steht aber schon jetzt, dass diese Botenstoffe aus den Muskeln extrem wichtig sind für unsere Gesundheit. Sie fördern den Muskelaufbau und die Fettverbrennung, unterstützen den Zuckerstoffwechsel und schonen so die Bauchspeicheldrüse. Außerdem sorgen sie dafür, dass die Gefäße dehnbarer bleiben und so eine Gefäßverkalkung verhindern. Auf diese Weise beugen sie Schlaganfall und Herzinfarkt vor.

Geschlechtshormone

Sowohl bei Männern als auch bei Frauen steigt die Konzentration des Sexualhormons Testosteron. Das stimuliert den Muskelaufbau und belebt das Liebesleben.

Fettgewebe

Der Energiebedarf erhöht sich, der Körper greift auf freie Fettsäuren zurück. Das bringt die Fettpolster zum Schmelzen. Außerdem erhöht sich die Zahl des guten HDL-Cholesterins, während die Konzentration des bösen LDL-Cholesterins sinkt. Das hält die Adern elastisch und reduziert die Belastung für das Herz.

Blut

Die Menge des im Körper zirkulierenden Blutes erhöht sich deutlich, im Idealfall um mehr als einen Liter. Dadurch stehen dem Organismus mehr rote Blutkörperchen zur Verfügung. Sie helfen dabei, Muskeln und Organe noch besser mit Sauerstoff zu versorgen. Auch die Fließeigenschaften des Blutes verbessern sich, der Stoffaustausch zwischen Blut und Gewebe läuft reibungsloser ab.

Immunsystem

Die Zahl der für die Körperabwehr zuständigen Immunglobuline steigt deutlich an. Schnupfen, Husten und andere Infekte haben dann keine Chance mehr. Außerdem verbessert sich die Funktionalität der Immunzellen, was der Kreberkrankung entgegenwirken kann.

Knochen

Duch moderat ausgeführte Sportarten wie Joggen oder Walken wird das Skelett kräftiger. Ein guter Schutz vor Osteoporose. Schwimmen oder Radfahren hingegen schützt nicht vor Osteoporose.

Gründe genug also, um sofort loszulegen!

Mit diesen Ausführungen wollen wir es auch schon belassen. Wie gesagt, es gibt sehr viele gute Bücher zu den unterschiedlichsten Ausdauersportarten.

Koordination

Kommen wir nun zum dritten wichtigen Bereich der Fitness: der Koordination. Im Grunde genommen ist es ganz einfach, denn das wissen Sie ja aus eigener Erfahrung: Je koordinierter Sie Ihr Tagwerk verrichten, desto ökonomischer lässt sich die Arbeit gestalten. Die Grundlage dafür, dass „es läuft“, ist bei der Arbeit ebenso wie beim Fitnesstraining eine innere Balance, die es Ihnen ermöglicht, in Bruchteilen von Sekunden zu reagieren und sich einer neuen Situation anzupassen, ohne dabei aus dem Gleichgewicht zu geraten.

Bewegungsmangel führt ja nicht nur dazu, dass die Muskeln verkümmern und das Fett die Oberhand gewinnt, nein, auch das so wichtige Körpergefühl und das damit einhergehende Gleichgewichtsgefühl gehen immer weiter verloren. Machen Sie doch mal folgenden Test: Stellen Sie sich aufrecht hin und schließen Sie die Augen. Was passiert? Bleiben Sie felsenfest stehen oder fangen Sie an, ein wenig zu wanken? Einige stellen jetzt vermutlich fest, dass ihnen diese an sich ganz leichte Übung Schwierigkeiten bereitet. Unterschätzen Sie das nicht. Durch die koordinative Unsicherheit steigt die Verletzungsgefahr auch im Alltagsleben. Schon die kleinste Unebenheit beim Spazierengehen kann dann zum Sturz führen.

Und damit Sie die Bedeutung der Gleichgewichtsfähigkeiten noch ein bisschen besser einschätzen können, möchten wir kurz auf eine Studie der Universitäts-Kinderklinik in Würzburg eingehen: Die Wissenschaftler haben die motorischen Fähigkeiten von 726 Kindern im Alter von drei bis fünf Jahren genau unter die Lupe genommen. Die Kleinen mussten auf einem zehn Zentimeter breiten Teppichstreifen rückwärtsgehen. Vor 30 Jahren waren dazu noch 70 Prozent der Kinder in der Lage, jetzt sind es nur noch 20 Prozent. Nun gut, Sie als Leser dieses Ratgebers sind vermutlich kein Kind mehr, aber Untersuchungen zeigen mittlerweile, dass die Balancefähigkeit auch bei Erwachsenen in erschreckendem Maße zurückgeht.

Deshalb sollten Übungen, die den Gleichgewichtssinn trainieren, mit in das wöchentliche Fitnessprogramm einfließen. Dafür bedarf es nicht viel Zeit. Zehn oder 15 Minuten reichen oft schon aus. Außerdem lassen sich viele Balanceübungen mit dem herkömmlichem Fitnesstraining kombinieren. Im Leistungssport ist die Balanced-Fitness längst fester Bestandteil des Trainings. Die Athleten machen Kniebeugen auf großen Powerbällen oder gymnastische Übungen auf Wackelbrettern. Damit stärken sie nicht nur Muskeln, Sehnen und Bänder, sondern auch die Sinne. Es geht vor allem darum, Bewegungen auszuführen, die der Körper und die ihn steuernden Hirnregionen noch nicht automatisiert haben.

Bereits mit Übungen auf einem Bein oder mit geschlossenen Augen trainieren Sie Ihr Gleichgewicht. Denn es ist eine besondere Herausforderung, wenn der Körper lernen muss, auch ohne optische Anhaltspunkte die Balance zu halten.

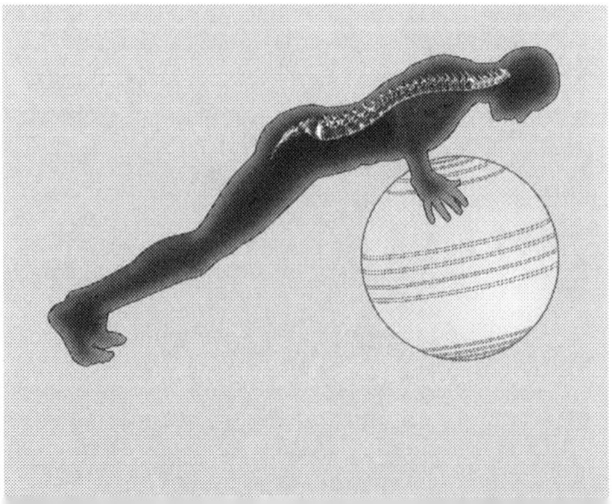

Grundlagen der Koordination

Den Unterschied zwischen intra- und intermuskulärer Koordination haben wir Ihnen ja schon erklärt. Kurz noch mal zur Erinnerung: Bei der intramuskulären Koordination kommt es zum Zusammenwirken von Nerv und Muskel innerhalb eines gezielten Bewegungsablaufes in einem einzelnen Muskel. Bei der intermuskulären Koordination wirken verschiedene Muskeln bei einem gezielten Bewegungsablauf mit. Alle Muskelgruppen des Körpers sind dabei in der Großhirnrinde repräsentiert. Erst eine Erregung dieser Zonen im Gehirn macht Bewegungen möglich. Koordinative Fähigkeiten spielen in vielen Sportarten eine entscheidende Rolle. Vor allem in Kampfsportarten, wie Boxen, Ringen und Fechten, aber auch in Sportspielen, wie Fußball, Handball und Tennis. Dabei kommt es immer darauf an, eine neue Situation rasch zu erfassen und mit einer entsprechenden Bewegung schnell zu reagieren. Aber auch im Alltag ist eine gute Koordination gefragt. Wenn Sie über etwas stolpern, sollten sofort Signale ans Gehirn gesandt werden, die eine ausgleichende Bewegung ermöglichen und einen Sturz verhindern.

Übrigens: Anders als in den Bereichen Ausdauer und Kraft, wo Männer den Frauen in der Regel überlegen sind, hat das vermeintlich schwächere Geschlecht bei den koordinativen Fähigkeiten die Nase vorn. Frauen sind insgesamt geschickter und schneller in der Lage, neue Bewegungsformen zu erlernen. Koordinative Fähigkeiten lassen sich übrigens am besten im ausgeruhten Zustand einüben. Der beste Zeitpunkt ist also vor einem Krafttraining oder einem anstrengenden Ausdauertraining. Die Vorteile guter oder sehr guter koordinativer Fähigkeiten liegen auf der Hand: Sie lernen energieeffizienter zu arbeiten, ermüden also viel später. Außerdem sinkt die Verletzungsgefahr.

Propriozeptives Training

Wir wissen heute, dass eine ausgeglichene Körperhaltung – und das ist immer noch der beste Schutz vor Rückenschmerzen – vor allem vom perfekten Zusammenspiel der Nerven und Muskeln und ihrer Kontrolle über sämtliche Gelenke abhängt. Unsere Sinne, so die Erkenntnisse, funktionieren in einem kompliziert verzweigten und komplexen Netz von Rezeptoren und Nervenbahnen, die äußere und innere Eindrücke registrieren und zu den Steuerungszentren im Gehirn leiten. Dazu werden dem Körper über sogenannte Propriozeptoren ständig Informationen übermittelt, damit er autonom über seinen Bewegungsapparat und die Muskelketten auf Einflüsse reagieren kann, etwa auf Gleichgewichtsverlagerungen durch Bewegung.

Schon von Geburt an benötigen wir vielfältige aktivierende Reize und Wahrnehmungen für ein später gut ausgeprägtes und leistungsfähiges Sinnessystem. Im Säuglingsalter sind die neuronalen Informationsstrukturen zwar schon angelegt, jedoch noch nicht miteinander verschaltet. Diese neuronale Vernetzung ist ein Entwicklungsprozess. Und je vielfältiger und variationsreicher das Angebot an Reizen ist, umso differenzierter lernen wir, unsere Umwelt wahrzunehmen. Bewegung und Koordination entwickeln sich aus dem Zusammenspiel der Sinne mit möglichst vielen Körperbewegungen. Das Gehirn lernt, aus den zahlreichen Botschaften der Rezeptoren (Meldeorgane) in den ersten Lebensmonaten und -jahren die geeigneten Bewegungs- und Haltungsprogramme zu entwickeln. Und je gezielter und regelmäßiger wir mit unserem Körper üben, umso größer wird das körperliche Bewusstsein. Unser psychisches und physisches Gleichgewicht stabilisiert sich und unser Leistungspotenzial nimmt zu.

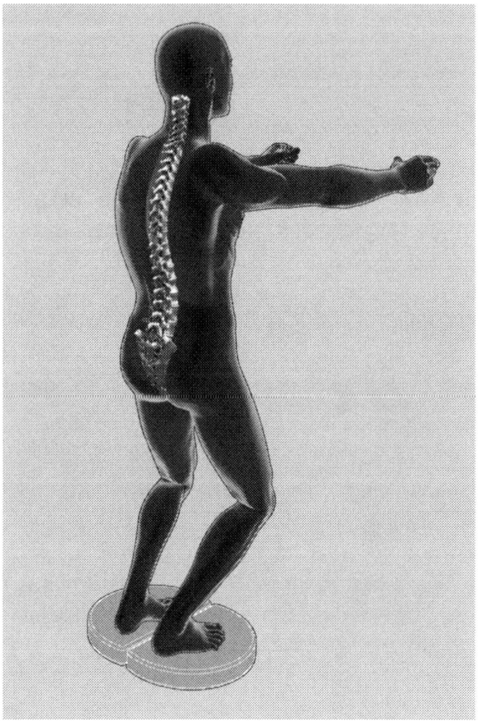

Ein sogenanntes propriozeptives Training findet dann auf einer labilen Unterlage statt. Sie stellt eine besondere Herausforderung für Muskeln, Sehnen, Bänder und Gelenke dar, weil Nerv und Muskel bei jeder Bewegung blitzschnell reagieren müssen, um das Gleichgewicht zu halten und den Körper zu stabilisieren. Die Folge ist eine verbesserte Koordination. Aber das ist längst nicht alles. Die Übungen auf Trainingsgeräten, wie dem Powerball, einer Airex-Matte, dem Jumper, dem Aero Step oder dem Dynair trainieren zusätzlich jene tief liegenden Muskeln, die mit einem herkömmlichen Krafttraining nicht erreicht werden (mehr Informationen zu den Produkten in Kapitel 5) Diese autochthonen Muskeln sind vom Willen unabhängig und sie balancieren unseren Körper ständig aus, ohne dass wir etwas davon bemerken. Heute weiß man: Eine zu schwache autochthone Muskulatur ist die Hauptursache für Rückenschmerzen. Ein paar Seiten weiter finden Sie eine kleine Auswahl an Übungen, die Sie sehr gut auch auf einer labilen Unterlage durchführen können. Viele Fitnessstudios bieten aber mittlerweile auch entsprechende Kurse an.

Kleiner Koordinationstest

So genug der Theorie, kommen wir zum praktischen Teil: Wenn Sie auf die Schnelle herausfinden möchten, wie gut Ihre koordinative Leistungsfähigkeit ist, dann probieren Sie doch mal folgende Übung aus: Stellen Sie sich barfuß auf einen ebenen Untergrund, heben Sie ein Bein vom Boden ab und spreizen es leicht seitwärts ab. Die Hände können Sie seitlich halten, um eventuell etwas auszugleichen. Dann versuchen Sie zuerst mit geöffneten und dann mit geschlossenen Augen so lange wie möglich das Gleichgewicht zu halten.

Wenn Sie den Einbeinstand bei geöffneten Augen weniger als fünf Sekunden halten können, ist das ein deutliches Zeichen mangelnder Fitness. Sie sollten sich unbedingt vornehmen, mehr und regelmäßig Sport zu treiben oder damit anzufangen. Wenn Sie zwischen fünf und zehn Sekunden schaffen, ist das zwar schon ein wenig besser, aber immer noch ein Zeichen für mangelnde Fitness. Gelingt es Ihnen, länger als zehn Sekunden das Gleichgewicht zu halten, können Sie schon ganz zufrieden sein. Trotzdem sind Ihre Koordinationsfähigkeiten noch weiter ausbaubar. Wenn Sie den Einbeinstand bei geschlossenen Augen fünf Sekunden halten können, ist alles im Lot. Jetzt heißt es, das Niveau zu halten, oder noch besser, weiter auszubauen. Wenn Sie bei geschlossenen Augen sogar länger als zehn Sekunden schaffen, sind Sie bestens gerüstet, um auch anspruchsvollere Sportarten durchzuführen.

Koordination für Anfänger

Für alle, die beim vorhergehenden Test nicht so toll abgeschnitten haben, gibt es einfach umzusetzende Übungsprogramme, die nicht viel Zeit in Anspruch nehmen. Man kann sie gut vor einem Krafttraining durchführen, um sich aufzuwärmen. Auf diese Weise schlagen Sie zwei Fliegen mit einer Klappe.

So geht's: Beginnen Sie mit Trippeln oder leichtem Joggen auf der Stelle. Achten Sie darauf, dass Sie nur den Vorfuß aufsetzen. Ideal sind zwei Doppelschritte pro Sekunde. Machen Sie das ein bis zwei Minuten. Dann eine kurze Pause, bevor Sie auf beiden Beinen 30 Mal ohne große Kraftanstrengung hüpfen. Auch hier sollten Sie darauf achten, dass die Fersen nicht den Boden berühren. Zwei Bodenkontakte pro Sekunde sind ideal. Achten Sie dabei auf einen fließenden und leicht federnden Bewegungsfluss. Dann machen Sie wieder eine kurze Pause, um anschließend 20 Mal erst auf dem einen, dann auf dem anderen Bein zu hüpfen. Auch hier wieder zwei Bodenkontakte pro Sekunde, keine große Kraftanstrengung und immer auf dem Vorfuß. Zu guter Letzt machen Sie nach einer kurzen Pause 30 Sekunden lang einen Drehlauf. Joggen Sie dabei wieder locker auf der Stelle und fangen Sie dann an, sich langsam rechts um die eigene Achse zu drehen. Nur die Vorfüße berühren den Boden. Nach 30 Sekunden bewegen Sie sich dann links herum.

Koordination für Fortgeschrittene

Wenn Sie schon etwas fitter sind, können Sie Ihre Koordinationsfähigkeiten zusätzlich noch mit den folgenden Übungen weiter verbessern: Stellen Sie sich auf ein Bein und drücken Sie ganz langsam die Fersen nach oben in den Zehenstand. Kurz halten und dann den Fuß langsam wieder absenken, ohne dass die Ferse den Boden berührt. Machen Sie zweimal sechs bis acht Wiederholungen und wechseln Sie dann die Seite. Bei der zweiten Übung setzen Sie sich vorne auf die Kante eines Stuhls. Dann stehen Sie ganz langsam, nur auf einem Fuß stehend, auf, bis zur nicht vollständigen Streckung des Beines. Der andere Fuß ist leicht angehoben, berührt also nicht den Boden. Dann langsam wieder hinsetzen. Versuchen Sie auf jedem Bein zweimal sechs Wiederholungen. Je nach Höhe der Sitzfläche variiert auch der Schwierigkeitsgrad.

Unser letzter Übungstipp ist die Kniebeuge im Einbeinstand. Sie ist schon deutlich anspruchsvoller: Stellen Sie sich auf ein Bein und achten Sie auf einen festen Stand. Die Arme strecken Sie am besten nach vorne. Dann gehen Sie ganz langsam, weiter nur auf einem Bein stehend, in die Hocke. Wenn Sie genug Kraft haben, versuchen Sie einen 90-Grad-Winkel zu erreichen. Wenn das noch zu anstrengend ist, gehen Sie nicht ganz so tief. Dann strecken Sie das Standbein langsam wieder, ohne es vollständig durchzudrücken. Auch bei dieser Übung sollten Sie zweimal sechs Wiederholungen machen.

Wir hatten bereits auf die „labilen Unterlagen" hingewiesen. Die letzten drei Übungen und viele weitere lassen sich mit den bereits erwähnten speziellen Fitnessprodukten noch deutlich erschweren (siehe Kapitel 5). Auch hier sei der Hinweis erlaubt, dass Anfänger sich erst einmal eine gewisse Basis schaffen sollten, bevor sie mit dem propriozeptiven Training mit Geräten beginnen. Es sei denn, Sie nehmen an einem Kurs unter professioneller Anleitung teil.

Leichte koordinative Übungen können regelmäßig in das Training integriert werden. Für anspruchsvolle Übungen, die meist auch recht kräftezehrend sind, reicht ein einmaliges Training pro Woche aus. Niemand sollte die Trainingsform unterschätzen. Auch vermeintlich recht einfache Koordinationsübungen sind eine echte Herausforderung für das Gehirn und können müde machen. Noch ein letzter Tipp: Wenn Sie eine Koordinationsübung perfekt beherrschen, sollten Sie den Schwierigkeitsgrad erhöhen. Machen Sie die einbeinige Kniebeuge und jonglieren Sie gleichzeitig mit zwei oder drei Bällen. Mit den Suchwörtern „propriozeptives Training" oder „funktionelles Training" finden sich auf Youtube viele inspirierende Videos.

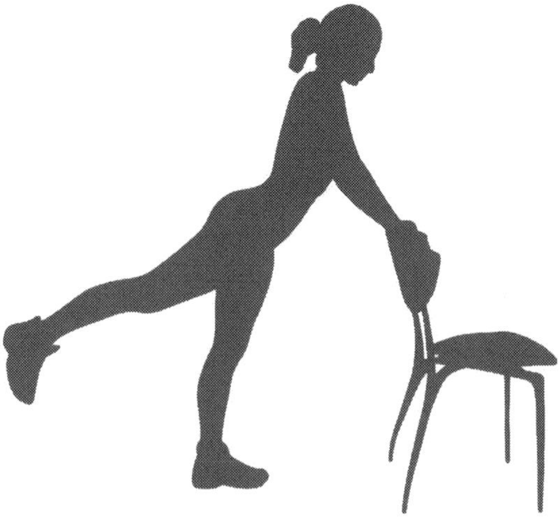

Kapitel 3

Rückenschmerzen und Psyche

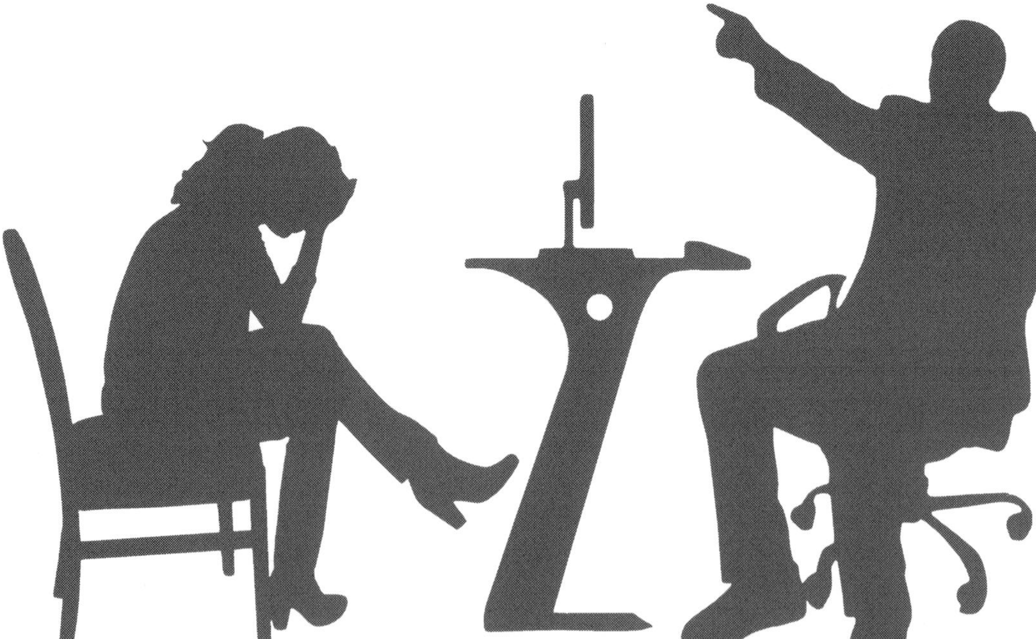

Rückenschmerzen und Psyche

Wenn etwas kaputt ist, na klar, dann muss man es halt reparieren. Dieses Credo gilt bei Maschinen. Aber kann man das bei Menschen genauso sehen? In früheren Jahrhunderten tat man es und dabei kamen oft recht rabiate Methoden zum Einsatz. Heute sind wir deutlich weiter und glücklicherweise gibt es sichere Narkosen, wenn Ärzte es für nötig halten, an einem herum zu schnippeln. Doch ausgerechnet beim Volksleiden Nummer eins, den Rückenschmerzen, gilt das Reparatur-Credo nur äußerst eingeschränkt. Wir möchten Ihnen dazu ein Beispiel aus dem echten Leben erzählen: Eine Patientin, nennen wir sie Kathrin, geht wegen ihrer Kreuzschmerzen zum Orthopäden. Die Anamnese zeigt, dass sie eigentlich alles richtig macht: Die 46-jährige achtet auf ihr Gewicht, fährt mit dem Fahrrad zur Arbeit, zieht die Treppen dem Fahrstuhl vor, versucht sich trotz sitzender Tätigkeit viel zu bewegen und sie schläft in einem guten, rückengerechten Bett. Warum nur, muckt der Rücken trotzdem immer wieder so schmerzhaft auf? Bei Kathrin und bei rund einem Drittel aller Rückenpatienten ist die Psyche, und dabei vor allem Stress, der auslösende Faktor.

Denn Rückenschmerzen, das weiß man seit einigen Jahren, sind nicht immer nur ein orthopädisches Problem. Untersuchungen an der Ruhruniversität in Bochum haben gezeigt, dass mehr als ein Drittel aller Rückenpatienten keine Auffälligkeiten im Röntgenbild oder der Computertomografie zeigen. Die Wirbelsäule ist einwandfrei, die Bandscheiben in gutem Zustand. Ist das der Fall, lohnt sich ein genauerer Blick auf die Lebenssituation der Betroffenen. Denn jede Form von Stress, sei es im Job, in der Familie oder in der Liebe, lässt die Muskeln verspannen und das führt zu Schmerzen. Das haben komplizierte, sogenannte elektromyografische Messungen an vielen Patienten gezeigt.

Doch das ist längst nicht alles. Eine 2004 veröffentlichte Studie der Universität London, an der 5700 Frauen und Männer teilnahmen, präsentierte ein weiteres erstaunliches Ergebnis: Jene Teilnehmer, die bei der ersten Befragung unter Stress litten, waren zehn Jahre später von Rückenschmerzen betroffen. Fazit der Studienleiter: Der Rücken verfügt über ein eigenes Stress-Gedächtnis. Es sind vor allem die schlechten Erinnerungen, die unsere Schmerzwahrnehmung maßgeblich beeinflussen. Zugegeben, es klingt verrückt, aber egal wo der Stress auch herrührt – der Rücken merkt sich tatsächlich alles. Da nun seit längerer Zeit einwandfrei feststeht, dass Rückenschmerzen und eine angeschlagene Psyche eng miteinander verbunden sind, ist der Berufsverband Deutscher Psychologinnen und Psychologen e. V. (www.bdp-verband.de) Kooperationspartner der AGR.

Die Stresskaskade

Noch vor wenigen Jahren galt Stress als reine Managerkrankheit. Mittlerweile hat die „Seuche des 21. Jahrhunderts" alle Bevölkerungsschichten erreicht. Kinder und Jugendliche leiden unter Schulstress, Erwachsene klagen über Leistungsdruck, manche haben Angst um ihren Job, hinzu kommt Beziehungsstress und neuerdings gibt es auch so etwas wie Freizeitstress. Ja, richtig gelesen. Etliche Menschen haben tatsächlich verlernt, ihre freie Zeit zu genießen. Sie packen ihren Tag mit vermeintlich entspannten Terminen pickepackevoll und hetzen genauso von einem Termin zum andern, wie sonst nur im Beruf. Schließlich will man den Tag ja voll ausnutzen. Abends fallen sie dann total erschöpft ins Bett. Von Erholung oder gar Entspannung keine Spur.

Aber von vorne: Über Jahrtausende hinweg galt Stress als ganz natürliche Reaktion des Körpers auf verschiedenste Arten von Belastungen. Das hatte auch seinen Sinn. In der Frühzeit sicherte er den Menschen bei der Flucht vor dem Säbelzahntiger oder dem Mammut schließlich das Leben. Blöd nur, dass wir auf Stress heute noch genauso reagieren, wie vor Tausenden von Jahren.

Guter und schlechter Stress

Psychologen unterscheiden heute zwei Formen von Stress: den Eustress und den Disstress. Im Eustress befinden wir uns, wenn wir etwas mit besonderer Freude tun. Er belastet uns nicht, sogar das Gegenteil ist der Fall, er beflügelt uns und spornt uns an. Der Disstress hingegen entsteht, wenn Tätigkeiten und Pflichten belastend wirken. Ein kleines Beispiel kann das sehr gut verdeutlichen: Sie sind bei der Arbeit und Chefin oder Chef haben mal wieder einen ihrer berüchtigten Wutanfälle. Was passiert? Der Körper schaltet auf Habachtstellung und mobilisiert enorme Kräfte. Was dann folgt, läuft völlig automatisch ab. Das Gehirn schaltet auf Alarm und aktiviert das Nervensystem. Die Nebennierenrinde schüttet die Stresshormone Noradrenalin und Adrenalin aus. Beide Stoffe verfügen über erstaunliche Wirkungen, denn sie bereiten unseren ganzen Organismus auf den Kampf vor. Die Atmung beschleunigt sich, der Blutzuckerspiegel steigt an, die Schweißdrüsen öffnen sich, die Pupillen werden groß, die Verdauung ist gebremst. Gleichzeitig produziert die Nebennierenrinde Cortisol. Das ist so etwas wie eine Notfallmaßnahme. Denn falls Blut fließen sollte, früher ja nicht unüblich, erhöht dieses Hormon die Gerinnungsfähigkeit und stoppt den Schmerz. Einige Zeit später startet der Körper eine Gegenreaktion. Diese ist nötig, weil der Energieverbrauch extrem hoch war und nun wieder gedrosselt werden muss. Also ziehen sich die Bronchien zusammen, der Speichelfluss verstärkt sich und Magen, Darm und Blase arbeiten auf Hochtouren. Da kein Organismus in der Lage ist, diese Ausnahmesituation lange durchzuhalten, bricht der Wiederstand dann irgendwann zusammen.

Was wir damit sagen wollen: Stressreaktionen sollen vor allem dabei helfen, belastende Situationen besser zu verarbeiten. Wird dem Körper jedoch permanent Höchstleistung abverlangt – ohne Regenerationsphasen – dann hält das selbst der robusteste Organismus nicht allzu lange aus. Grundsätzlich gilt: Geht das natürliche Gleichgewicht von Anspannung und Entspannung durch permanenten Stress verloren, kann es zu psychischen und auch körperlichen Beschwerden kommen. Rückenschmerzen stehen hier ganz weit oben auf der Rangliste der möglichen Komplikationen.

Die vier Stresstypen

Steigen wir noch ein wenig tiefer in diese Materie ein. Was nun folgt ist eine Auflistung der unterschiedlichen Stresstypen, wie sie Wissenschaftler der Ruhr-Universität in Bochum vor einigen Jahren erstellt haben. Wir wollen hier niemandem zu Nahe treten, aber vielleicht findet sich der ein oder andere in den Beschreibungen wieder. Wenn Sie nicht sicher sind, ob Sie wirklich so sind, wie nachfolgend beschrieben, dann fragen Sie doch mal eine Ihnen nahestehende Person. Aber nicht böse sein, wenn Ihnen jemand etwas bescheinigt, von dem sie selbst bisher nicht wussten, dass es zu Ihnen gehört. Es geht ja darum, zu Erkenntnissen zu kommen, die weiterhelfen. Hier die vier Stresstypen:

Die Überkorrekten

Ein typischer Rückenpatient mit Stress als Ursache ist ein hart arbeitender Mensch mit sehr hohem Leistungsanspruch an sich selbst. Ob Frau oder Mann – diese Personen sind gewissenhaft, überkorrekt, sehr ehrgeizig und nicht in der Lage, im Alltag entspannungsfördernde Pausen einzulegen. Meist verdrängen sie ihren Gesundheitszustand und wollen ihn einfach nicht wahrnehmen. Das führt dann unweigerlich zu einer Überlastung von Muskeln, Bändern und Gelenken.

Die Ängstlichen

Diese Personen neigen zum Katastrophen-Denken. Wenn es irgendwo zwickt, reagieren sie mit einer Art Starre. Frei nach dem Motto, es tut weh, also bewege ich mich am besten gar nicht mehr. Das Fatale an diesem Reaktionsmuster: Durch die Inaktivität verkümmern die Muskeln und das Schmerzrisiko steigt weiter an. Außerdem bringt die dann oft eingenommene Schonhaltung die Statik der Wirbelsäule durcheinander. Die Fehlhaltung führt letzlich zu chronischen und zu immer schwerer zu behandelnden Beschwerden.

Die depressiven Kämpfer

Das sind die Beißer unter den Rückenkranken. Sie ignorieren die körperlichen Signale, Entspannung ist für sie meist ein völliges Fremdwort. Ihr Lebenscredo: Pausen sind nur was für Schwächlinge. Stress und Probleme fressen sie in sich hinein. Ihre wirkliche Verfassung äußert sich nur durch eine gequälte Mimik und in einer angespannten Körperhaltung. Doch falscher Ehrgeiz und die übertriebene Aktivität überfordern die ohnehin schon strapazierte Rückenmuskulatur. Und auch durch die negative Grundhaltung verstärken sich die Schmerzen. Die depressiven Kämpfer sind besonders häufig von chronischen Rückenschmerzen betroffen.

Die Einsichtigen

Keine Frage, sie sind die Lieblingspatienten eines jeden Arztes. Auch diese Personen gehen jedoch nicht immer vernünftig mit ihrem Körper um. Doch wenn sie mal über die Stränge schlagen, nehmen sie die körperlichen Symptome ernst. Sie stellen sich ihrem falschen Verhalten, sind bereit sich zu ändern. Die Einsichtigen haben keine Probleme fünfe auch mal gerade sein zu lassen. Sie halten sich an die Ratschläge der Mediziner und sind gerne bereit, sich gesundheitsbewusst zu verhalten. Von daher ist es nicht verwunderlich, dass diese Gruppe ihre Rückenprobleme meist sehr schnell in den Griff bekommt.

Wege aus der Stressfalle

Jetzt, wo Sie wissen, warum Stress für den Rücken so gefährlich ist, möchten Sie natürlich auch wissen, was man am besten dagegen unternehmen kann. Auf den folgenden Seiten stellen wir Ihnen zahlreiche Methoden vor, die nachweislich helfen. Jeder muss für sich selbst herausfinden, was für ihn am besten ist. Wir sind sicher, dass für jeden etwas dabei ist. Von einigen Methoden haben Sie sicher schon gehört, aber wir haben auch ein paar Geheimtipps parat. Übrigens haben wir alle vorgestellten Entspannungsverfahren und Therapien selbst schon einmal ausprobiert. Viele dieser Maßnahmen kann man sich selbst beibringen, etwa mithilfe von Büchern, CD's oder DVD's, andere sind nur unter Anleitung oder mit professioneller Betreuung möglich. Dazu gehört die Psychotherapie, die von den meisten gesetzlichen Krankenkassen mittlerweile übernommen wird. Das machen die Kassen übrigens, weil sie wissen, dass sie großen Erfolg versprechen und glücklicherweise scheuen sich immer weniger Menschen, diese Hilfe in Anspruch zu nehmen. Beginnen möchten wir aber mit ein paar segensreichen Tipps, von denen ausnahmslos jeder sofort und ganz schnell profitieren kann. Es geht um das immer wichtiger werdende Zeitmanagement.

Zeitmanagement

Es ist unstrittig: Wer die Drehzahl seines Lebens selbst bestimmt, kommt viel besser klar und kann mit Stress besser umgehen. Deshalb hier eine Auflistung der größten Zeitfallen und wie man sie ganz einfach vermeiden kann:

Zu viel auf einmal: Versuchen Sie nicht, zu viel auf einmal tun zu wollen. Da geht leicht was schief und das „Geradebügeln", kostet erst recht viel Zeit. Besser: Fassen Sie den Entschluss eine bestimmte Zeit lang konsequent an einer Sache zu arbeiten. Stellen Sie sicher, nicht gestört zu werden und erlauben Sie sich selbst keine Ausflüchte.

Ziellos umherirren: Unterscheiden Sie nach Prioritäten. Wichtig und dringend gehört zur Priorität A. Das sind die Dinge, die schnell erledigt werden müssen. Wichtig, aber nicht dringend ist Priorität B. Diese Dinge können ruhig mal ein paar Tage liegen bleiben. Dringend aber nicht wichtig ist Priorität C. Hierzu gehört das typische Tagesgeschäft. Überlegen Sie sich ein System, wie Sie diese Aufgaben schnell und effektiv erledigen können, statt ziellos umherzuirren.

Unterbrechungen: Vielen fällt es schwer Nein zu sagen, aber wer es allen recht machen will, verzettelt sich. Reservieren Sie sich für A-Aufgaben eine „stille Stunde". In dieser Zeit sind Sie für niemanden erreichbar und sprechbereit.

Überall Papierkram: Briefe, E-Mails, Faxe – entscheiden Sie am besten gleich, was damit zu tun ist und lassen Sie gar nicht erst einen Papierberg entstehen. Schieben Sie auch große und zeitintensive Aufgaben nicht vor sich her.

Alles perfekt machen: Nichts kostet so viel Zeit, wie Dinge hundertfünfzigprozentig zu machen. Das schafft keiner, denn wir sind alle nur Menschen und Menschen machen Fehler.

Völlig planlos: Planung schafft Zeit. Tipp: Nehmen Sie sich morgens zehn Minuten für die Tagesplanung. Planen Sie schriftlich und strukturiert. Überlegen Sie, was die wichtigen Dinge des Tages sind und was Sie erreichen wollen. Am Ende schauen Sie, was Sie geschafft haben.

Niemals Nein sagen: Der größte Zeitfresser. Wer häufig unter Zeitdruck lebt, hat zu oft Ja gesagt. Lernen Sie „Nein" zu sagen oder erbitten Sie sich eine Bedenkzeit, bevor Sie eine Aufgabe übernehmen.

Ständig auf Hochtouren: Die geistige Power ist nicht immer gleich stark. Planen Sie anspruchsvolle Aufgaben für die beste Leistungszeit am Vormittag, Routine für die späteren Stunden, Kurzweiliges und Stimulierendes für die Mittagszeit. Legen Sie bei Erschöpfung Pausen ein.

Die besten Entspannungstechniken

Gut, dass es sie gibt und gut, dass immer mehr Menschen Gefallen an ihnen finden, denn die meisten Entspannungsübungen sind eine wirklich tolle Sache. Vor allem bei Dauerstress. Denn der macht, wie Sie ja nun wissen, krank. Neuesten Zahlen zufolge führen akute Stress-Symptome inzwischen sogar die Liste der Erkrankungs-Statistiken an. Allzu viele Menschen fühlen sich getrieben, sind völlig ausgelaugt, schlafen schlecht, leiden unter Verdauungsstörungen und Rückenschmerzen! Doch die gute Nachricht: Jeder ist in der Lage, seine Stressmuster zu durchbrechen und mit Entspannungsübungen zu neuer Vitalität und Schmerzfreiheit zu gelangen. Auf den nächsten Seiten erfahren Sie, mit welchen Methoden Sie zu mehr Gelassenheit und Ruhe kommen.

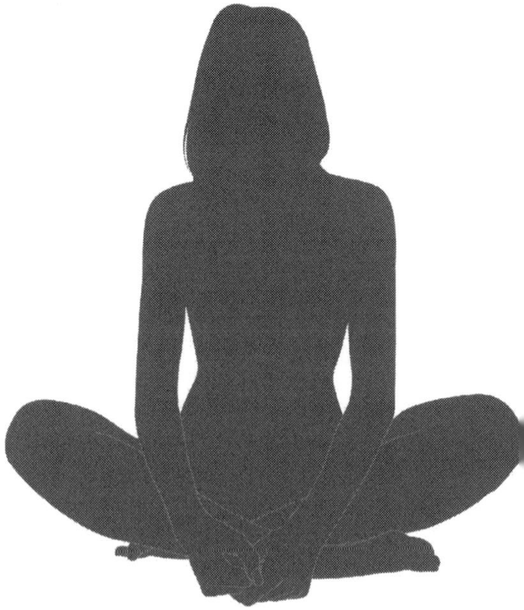

Muskelentspannung nach Jacobson

Sich fallen lassen, seinen Körper von oben bis unten spüren, Verspannungen lösen, sich selbst etwas Ruhe gönnen. Ein Zustand, den vor allem gestresste Menschen dringend brauchen. Wie gefährlich sich permanenter Stress auf die Gesundheit auswirkt, erkannte der in Schweden geborene und in die USA ausgewanderte Arzt Edmund Jacobson (1885–1976) bereits vor 90 Jahren. Als Psychologie-Student und wissenschaftlicher Mitarbeiter an der Harvard-Universität in Boston stellte er fest, dass 40 Prozent aller Topmanager von erfolgreichen US-Unternehmen ihre Energien ohne jedes Maß verbrauchen. „Sie arbeiten effizient, ruinieren aber systematisch ihre Gesundheit", schrieb Jacobson in einer seiner zahlreichen Aufsätze. Er kam sogar zu dem Schluss, dass erhöhter Energieverbrauch mit einer vorzeitigen Beendigung des Lebens bezahlt werden muss.

Durch reine Beobachtungen, entsprechende Messverfahren gab es noch nicht, erkannte der Wissenschaftler, dass seelische Belastungen, Stress und Angst zu muskulären Verspannungen führen. Jacobson machte sich dieses Phänomen auf umgekehrtem Weg zunutze. Er konnte nachweisen, dass gezieltes Anspannen und abruptes Loslassen einzelner Muskelgruppen einen tief greifenden Entspannungszustand herbeiführen kann – physisch wie psychisch.

Mehr als 15 Jahre feilte Jacobson an seiner Methode, bevor er sie 1925 erstmals der Öffentlichkeit vorstellte. Den entscheidenden Durchbruch erfuhr sein Entspannungsverfahren aber erst in den letzten 20 Jahren. Denn erst heute, wo die Wissenschaftler mit Hightechgeräten, wie Magnetresonanztomografen den Körper des Menschen Millimeter für Millimeter durchleuchten können, weiß man genau, was sich im Körper in unterschiedlichen Situationen abspielt: Bei Anspannung werden Muskeln wie bei einem Teleskop ineinander gezogen. Wird die Spannung gelockert, rutschen die Fasern wieder auseinander. Eine gewisse Grundspannung bleibt aber immer erhalten, sogar während des Schlafens. Diese Spannung bezeichnet man als Muskeltonus. Während des Schlafens ist er am geringsten, bei schweren körperlichen Tätigkeiten steigt er deutlich an. Das passiert aber auch bei Stress, Angst, Nervosität oder sonstiger psychischer Anspannung. Dieses Reaktionsschema geht zurück auf das bereits beschriebene urzeitliche Räuber-Beute-Verhalten. Es ist aber nach wie vor fest in der hormonellen Steuerung unseres Köpers verankert. Bei jeder Stresssituation in der heutigen Zeit läuft das gleiche Schema ab: Der Muskeltonus steigt an. Das bahnbrechende Konzept der progressiven Muskelrelaxation wirkt nun genau entgegengesetzt und nutzt dabei eine physiologische Eigenschaft des Muskelapparates: Der sich entspannende Muskel zeigt eine Rückwirkung auf das zentrale Nervensystem. Chemische Botenstoffe werden ausgeschüttet und liefern dem Gehirn die Information, dass der Alarmzustand beendet ist. Folge: Die Produktion des Adrenalins wird eingestellt, Herzschlag und Blutdruck sinken.

Dieses Phänomen hat auch die moderne Wissenschaft in ihren Bann gezogen. Allein in den letzten fünf Jahren wurden weltweit mehr als 20 klinische Studien veröffentlicht, die den Erfolg der Jacobson-Technik bestätigen. Vor allem bei Rückenschmerzen zeigt das Entspannungsverfahren gute Erfolge. Untersuchungen an der Uniklinik Saarbrücken konnten nachweisen, dass die progressive Muskelentspannung den Teufelskreis von Schmerz und Verspannung durchbrechen kann. Was die Progressive Muskelrelaxation nach Jacobson zusätzlich so wertvoll macht ist, dass sie so schnell und einfach zu erlernen ist. Wer seine alltäglichen Probleme gelassener, ruhiger und ausgeglichener angehen möchte, selbstsicherer werden möchte und in Konfliktsituationen besser gefeit sein will, für den ist diese Methode ideal geeignet.

Es gibt nur ein paar Ausnahmen: Nicht geeignet ist die Jacobson-Methode für Patienten, die unter Psychosen, echten Depressionen, Epilepsie oder einem Bandscheibenvorfall leiden. Wer niedrigen Blutdruck hat, sollte vorher einen Arzt konsultieren, da die Therapie zu einer Verschlimmerung der Symptome führen kann. Vorsichtig sein müssen auch Migräniker, wenn sie gerade einen Anfall haben.

Die richtige Technik lernt man am besten unter Anleitung. Schon wenige Sitzungen reichen aus. Viele Volkshochschulen, aber auch Krankenkassen, bieten entsprechende Kurse für wenig Geld oder gar kostenfrei an. Zum Üben und auch für die Zeit nach entsprechenden Kursen, können CDs hilfreich sein, die es im Buchhandel oder im Internet zu kaufen gibt.

Die Übungseinheiten laufen alle nach dem gleichem Schema ab: Nacheinander werden alle Muskelgruppen des Körpers (Arme, Gesicht, Hals, Nacken, Bauch, Rücken und Beine) willentlich für ein paar Sekunden angespannt – und dann wieder entspannt. Man spürt den Verkrampfungszustand der Muskulatur und genießt anschließend das Gefühl der Lockerung. Schon nach kurzer Zeit stellt sich ein angenehmer Entspannungseffekt ein. Nebenwirkungen, wie Müdigkeit, Konzentrationsstörungen oder Kreislaufprobleme sowie unangenehme Gefühle von Kontrollverlust, treten nur ganz selten auf.

Ganz wichtig ist regelmäßiges Üben. Mindestens dreimal wöchentlich für etwa eine halbe Stunde. Nur so lernt der Muskel, sich immer schneller zu entspannen. Man bezeichnet diesen Effekt als verankern. Hilfreich für den Erfolg ist es, immer an einem festen Platz, in einer angenehmen und ruhigen Umgebung zu üben. Ideal auch bequeme Kleidung und eine weiche Unterlage, da die Übungen zu Beginn immer im Liegen durchgeführt werden. Wer die Technik richtig beherrscht, kann sie schließlich überall nutzen. Im Büro, im Haushalt oder unterwegs – die Übungen im Sitzen oder Stehen eignen sich ideal für die schnelle Entspannung zwischendurch. Richtig eingesetzt, können sie darüber hinaus helfen, immer wieder auftretende Stresssituationen besser zu bewältigen. Nach und nach spürt man auch im Alltagsleben, wenn man sich verspannt und kann aktiv gegensteuern.

Autogenes Training

Stress perlt ab, Schlafstörungen gehören der Vergangenheit an, und Schmerzen spielen keine Rolle mehr. Hört sich an, wie die unseriösen Versprechungen eines Pharmakonzerns, ist aber tatsächlich möglich. Nicht mit einer neuen Wunderpille aus der Giftküche eines Labors, sondern mit einer mehr als 80 Jahre alten Entspannungstechnik, die sich auch heute noch größter Beliebtheit erfreut: Dem Autogenen Training. Schon zu Beginn der 20er-Jahre des vorigen Jahrhunderts ersann der Berliner Neurologe und Psychotherapeut Johannes Heinrich Schultz (1884 – 1970) seine heute weltweit bekannte Therapieform, die etwas möglich macht, was biologisch eigentlich gar nicht geht: Mit reiner Willenskraft auf lebenswichtige Prozesse und Funktionen im Körper einzuwirken, die autonom - also unwillkürlich - ablaufen. Atmung, Herzschlag, Blutdruck – all das lässt sich nicht willentlich steuern. Niemand ist in der Lage, seinem Herzen zu befehlen, jetzt schneller oder langsamer zu schlagen. Schultz fand jedoch heraus, dass es über den Umweg der für das Autogene Training typischen, formelhaften Sätze, wie „Ich bin ganz ruhig... mein Arm wird ganz schwer... mein Arm wird angenehm warm...", doch funktioniert.

Als Autosuggestion bezeichnen Ärzte und Therapeuten diese besondere Form der Beeinflussung körperlicher Vorgänge. Wichtigste Voraussetzung: regelmäßiges und konsequentes Üben. Nur so gelingt es eine Reaktionskaskade in Gang zu setzen: Das Autogene Training wirkt direkt auf den Spannungszustand der Muskelfasern. Diese teilen die Entspannung über Nervenimpulse bestimmten Hirnregionen mit. Von dort werden verschiedene Funktionen zentral gesteuert, sodass sich – vereinfacht ausgedrückt – die Entspannung auch auf andere Körperfunktionen überträgt.

Wichtig zu wissen: Das autonome Nervensystem unterteilt sich in zwei Regelkreise. Das sympathische Nervengeflecht ist zuständig für Erholung und Regeneration des Körpers, das parasympathische Nervengeflecht versetzt den Körper in Stress- und Gefahrensituationen in Alarmbereitschaft. Dann schüttet der Organismus vermehrt die Hormone Adrenalin und Noradrenalin aus, steigert damit Konzentration und Aufmerksamkeit, erhöht den Herzschlag und spannt die Muskeln. Nachteil: Unter dem heute weit verbreiteten Dauerstress verlernt der Körper seinen parasympathischen Anteil zu nutzen, die Erholungsphasen fehlen, das Immunsystem bricht zusammen, der Körper wird krank.

Mithilfe des Autogenen Trainings ist es aber möglich diesen Bereich wieder zu aktivieren. Die Übungen schalten den Körper wieder auf Ruhe um, mit deutlich fühl-, sicht- und messbarem Erfolg: Die Pupillen verengen sich, der Blutdruck sinkt, die Atmung verlangsamt sich und der Spannungszustand der Muskulatur reduziert sich. Vermehrter Speichelfluss, häufiges Schlucken und ein rumorender Darm sind ein guter Hinweis auf den Erfolg des Trainings. Noch heute wird das Autogene Training so durchgeführt, wie es Schultz in seinem Übungsheft 1935 beschrieben hat. Kaum eine Methode ist besser geeignet, um sich in der Alltagshektik eine kurze Pause zu gönnen – zum Abschalten, Loslassen, Erholen.

Experten unterscheiden zwei Stufen: In der Unterstufe geht es darum, eine einfache Form der Selbsthypnose zu erlernen. Alle Übungen bauen gezielt aufeinander auf, stellen ein immer tieferes selbsthypnotisches Stadium her. In einer entspannten Position, am besten liegend oder sitzend wie ein Droschkenkutscher – nach vorn gebeugter Oberkörper, gesenkter Kopf, die Unterarme auf die breit gestellten Oberschenkel gestützt - beginnt das Training mit der Ruheformel „Ich bin ganz ruhig und entspannt". Dann nennt der Therapeut (oder der Sprecher einer CD) einzelne Körperteile, auf die man sich konzentrieren soll, wie beispielsweise „Mein rechter Arm ist ganz schwer". Den sogenannten Schwereübungen folgen die Wärmeübungen. Beispiel: „Mein rechtes Bein ist ganz warm". Das Autogene Training wird immer mit der Formel „Arme fest beugen, tief durchatmen und Augen öffnen" beendet. So ist es möglich, wieder erholt und hellwach in die Realität zurückzukehren, ist diese Aktivierung nötig. Untersuchungen haben gezeigt, dass der Entspannungseffekt noch nachwirkt, wenn man schon längst wieder im Stress ist.

In der ersten Trainingsphase geht es darum einen Zustand der Ruhe, Schwere und Wärme herzustellen. Mit der Ruhe beginnt die Entspannung, mit der Schwere und Wärme bereits ein tranceähnlicher Zustand, der dem des Einschlafens ähnelt. Nach den Grundübungen folgen die Organübungen: die Atemübung für die Atmungsorgane, die Puls- und Herzübung, sowie die Bauchraum- und schließlich die Kopfübung. Schon durch die Atemübung gelangt man in eine noch tiefere Versenkung, die folgenden Organübungen führen dann sozusagen durch eine kleine Reise durch den gesamten Organismus. So können bereits Kopf- und Rückenschmerzen sowie Magen-Darm-Probleme gelindert oder sogar behoben werden.

Im tiefen Entspannungszustand des Autogenen Trainings ist man in der Lage, direkt mit dem Unbewussten zu kommunizieren. Noch besser ist es mit inneren Bildern zu arbeiten. Die Therapeuten nennen das Visualisieren. Wenn es gelingt, bewusst in angenehme Erinnerungen, einzutauchen, ist das wie ein Kurzurlaub für die Seele. Die bildhaften Vorstellungen werden aber auch bewusst eingesetzt, um sich beispielsweise auf etwas Gewünschtes hin zu programmieren. Das kann dann auch Schmerzfreiheit für den Rücken sein. Das Autogene Training ist eine praktische Entspannungsmethode, die leicht zu erlernen, unproblematisch und schnell durchzuführen ist. Wichtig ist aber eine professionelle Anleitung und auch regelmäßiges Training. Sechs bis zehn Übungseinheiten reichen in der Regel aus. Wer dann konsequent täglich zwei- bis dreimal für einige Minuten übt, erzielt schnell erste Erfolge. Tipp: Viele Krankenkassen bieten ihren Mitgliedern kostenlose Kurse an.

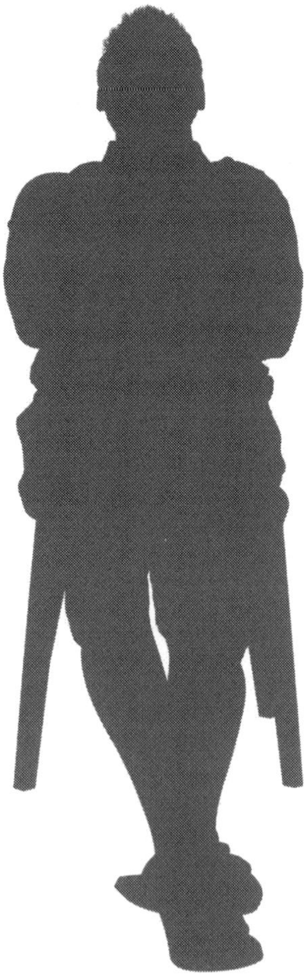

Feldenkrais

Es ist nicht besonders anstrengend, niemand kommt außer Atem und Schweiß fließt auch keiner. 60 Minuten dauert eine Feldenkrais-Stunde und wer das erste Mal dabei ist, fragt sich skeptisch, ob diese sanften Bewegungsformen überhaupt einen Effekt haben? Die Frage lässt sich heute einwandfrei beantworten: Sie haben! Rund 50 Jahre nachdem Moshe Feldenkrais (1904–1984) seine nach ihm benannte Methode entwickelt hat, gibt die moderne Forschung dem gelernten Physiker Recht. Mehr als 30 klinisch kontrollierte Studien beweisen die Wirksamkeit bei Rücken- und Gelenkproblemen sowie bei Multipler Sklerose, Asthma und Schlaganfall.

Die Therapeuten versuchen durch eine Vielzahl von Übungssequenzen neue Bewegungsmuster zu entwickeln und vorhandene zu verbessern. Es geht nicht darum, vorgemachte Übungen nachzumachen. Übende sollen neue Bewegungsformen entdecken und dabei die Wahrnehmung für den eigenen Körper schärfen. Ärzte und Therapeuten sind sich heute einig, dass Rückenprobleme nicht einfach nur durch Überlastung entstehen, sondern auch durch zu geringe Beteiligung einzelner Gelenke und Muskelpartien. Genau hier setzt die Feldenkrais-Methode an. Stillgelegte Bereiche werden auf spielerische Weise aktiviert, neue Bewegungsmuster erforscht. Das Nervensystem nimmt dabei feinste Unterschiede wahr und wählt, weil es einfach mehr Spaß macht, die einfachste, eleganteste und leichteste Lösung, die dann im Alltag wirksam wird. Mit anderen Worten: Eine bessere Selbstwahrnehmung erlaubt dem Übenden sich selbst zu regulieren. Und so kommt es dann auch zur Selbstheilung.

Bei der Entwicklung seiner Methode orientierte sich Feldenkrais an den damals ganz neuen Erkenntnissen der Hirnforschung. Forscher konnten damals erstmals nachweisen, dass sich in der Großhirnrinde eine Art Kommandozentrale für Bewegungen befindet, die man als motorischen Cortex bezeichnete. Von den dort angesiedelten Nervenzellen reichen lange Fortsätze (Axone und Dendriten) bis hin zu bestimmten Nervenzellen im Rückenmark. Diese Zellen geben die Bewegungsbefehle aus dem Gehirn direkt weiter an die Muskelfasern, die dann in Aktion treten.

Jede durch Muskelkontraktion ausgelöste Bewegung ist im Cortex repräsentiert. Es existiert sozusagen eine Körperkarte auf der faltigen Gehirnschicht, die das Kleinhirn bedeckt. Besonders häufig gebrauchte Körperteile, wie etwa die Hand nehmen auf dieser Karte einen großen, der Rumpf deutlich weniger Raum ein. Feldenkrais ging von einer ähnlichen Theorie aus, war aber schon damals der Ansicht, dass eine solche Körperkarte dynamisch ist und bewusst wahrgenommene Bewegungen der Schlüssel zur Veränderung dieses Netzwerkes sind. Je vielfältiger eine Bewegung ausgeführt wird, desto zahlreicher sind die neuronalen Netzwerke im Cortex verknüpft und desto stabiler ist seine Funktion. Die moderne Hirnforschung konnte diese Theorie mittlerweile bestätigen: Das neuronale Netzwerk im Gehirn ist extrem wandlungsfähig.

Schon bei der Geburt liegen alle Datenstraßen, die zum Leben erforderlich sind, im Nervensystem bereit. Nur die spezifischen Verknüpfungen, die schließlich zur Ausführung menschlicher Handlungen, wie Gehen, Laufen, Sprechen oder Malen, führen, sind noch nicht vorhanden. Damit der Mensch mit der Flut der einströmenden Reize klar kommt, bildet das Nervensystem Gewohnheiten aus. Im Kindesalter ist es noch sehr anpassungsfähig, später werden viele Bewegungen reine Routine. Jeder Mensch entwickelt seine eigene Bewegungsform, hält etwa das Gleichgewicht beim Stehen oder Gehen auf die immer gleiche Art und Weise. Diese Routine will die Feldenkrais-Methode durchbrechen. Und es funktioniert: Die Veränderungen kommen ganz unerwartet, ja fast unmerklich und in kleinen Schritten. Irgendwann fällt einem auf, dass die permanent nach oben gezogenen Schultern nicht der Weisheit letzter Schluss sind und man lässt sie schließlich locker hängen – auch bei Stress. Wer lange sitzt, ändert öfters seine Sitzposition und beugt so fast unbewusst Rückenschmerzen vor. Alles, was dem Wohlbefinden des Körpers dient, wird nicht mehr unterdrückt, sondern unterstützt.

In den Übungsstunden, die fast ausnahmslos im Liegen stattfinden, werden die einfachen Bewegungen sehr langsam und mit großer Eleganz durchgeführt. Immer wieder weist der Lehrer darauf hin, genau zu spüren, welche Gefühle – angenehme und unangenehme - die einzelnen Übungen auslösen. So wird das Empfinden für vorteilhafte Bewegungsweisen und Koordination trainiert. Es entwickeln sich mehr und mehr leichtere Alternativen zu bestehenden Handlungsabläufen. Viele körperliche Symptome wie Verspannungen, Kreuz- oder Gelenkschmerzen verschwinden. „Bewusstheit durch Bewegung" nennen Feldenkrais-Lehrer die Lektionen, die in der Gruppenarbeit stattfinden. Unter Anleitung werden dort Bewegungen auf leichte und spielerische Weise mit verschiedenen Variationen erforscht. Ein Beispiel: Erwachsene falten die Hände immer auf die gleiche Weise. Bei Rechtshändern liegt der linke Daumen meist über dem rechten. Wenn man die Hände anders faltet, also so, dass der rechte Daumen über dem linken liegt, fühlt sich das zunächst ziemlich ungewöhnlich an. Feldenkrais-Lehrer sind mittlerweile bundesweit vertreten. Ein gutes Erkennungszeichen für einen qualifizierten Lehrer ist die Mitgliedschaft in der Gilde. Mitglied kann werden, wer eine nach den Richtlinien der internationalen Feldenkrais-Verbände akkreditierte vierjährige Ausbildung absolviert hat. Manche Kassen beteiligen sich an den Kosten für die Teilnahme an Kursen.

Meditation

Noch vor wenigen Jahren haben die Schulmediziner hierzulande nur mit dem Kopf geschüttelt. Schmerzen behandeln mit Meditation, absoluter Humbug, so die weit verbreitete Meinung. Doch diese Ansicht hat sich grundlegend geändert. Viele Millionen Euro an Forschungsgeldern flossen in zahlreiche Langzeitstudien. Altehrwürdige Buddhas ließen bereitwillig ihre Hirnströme messen, um die positive Wirkung der Meditation für Ungläubige festzuhalten. Das Ergebnis beeindruckte die gesamte Fachwelt: Regelmäßige Meditation ist nicht nur genauso entspannend wie Autogenes Training oder Muskelentspannung nach Jacobson, die Wirkung geht sogar noch viel tiefer und wirkt länger nach.

Die Daten der Hirnstrommessungen zeigten eine deutliche Veränderung, die sich am ehesten mit einem Zustand vergleichen lässt, der zwischen Schlafen und Wachen liegt. Zur Erklärung: Immer, wenn wir wach sind, arbeiten, Aufgaben erledigen, Sport treiben oder Fernsehen gucken, herrscht der sogenannte Beta-Zustand. Durch Meditation gelingt es aber diesen Wachzustand zu verschieben. Obwohl man nicht schläft, zeigen die Gehirnwellen den sogenannten Alpha-Zustand an. Mit anderen Worten: Sie schwingen deutlich langsamer. Der große Vorteil dieses Schlaf-Wach-Zustandes: Man befindet sich in einer Phase allerhöchster Konzentration, fühlt sich frisch und voller Energie. Das Gehirn schüttet Botenstoffe aus, die dem Stress entgegenwirken. Wer viele Jahre übt, erreicht sogar den Theta-Zustand – eine geringe Hirnwellenaktivität, die sonst nur im Traum oder in Trance auftritt. Anfänger müssen darauf zwar zunächst verzichten, können aber schon nach einigen Wochen Meditationstraining die ersten positiven Auswirkungen genießen: Blutdruck und Pulsfrequenz sinken, die Atmung verlangsamt sich und wird tiefer, der Körper wird vermehrt mit Sauerstoff versorgt. Auch Meditation lernt man am besten erst einmal unter professioneller Anleitung. Wer sie schließlich beherrscht, kann sie zu fast jeder Zeit und an nahezu jedem Ort selbst durchführen. Es gibt auch viele tolle Meditations-CD's im Buchhandel oder im Internet.

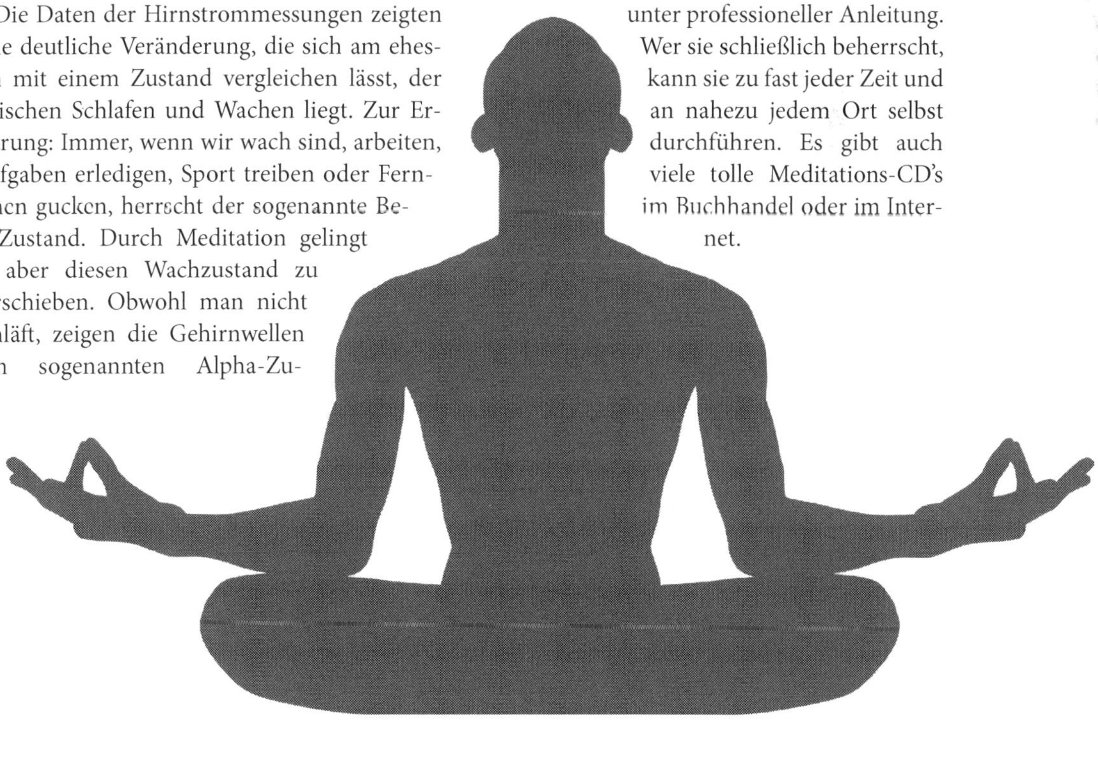

Yoga

Hier haben wir lange überlegt. In welches Kapitel gehört die indische Heilgymnastik? Bewegung oder Psyche? Wir haben uns entschieden, Yoga in diesem Kapitel zu platzieren. Denn es wirkt ganzheitlich, fördert die Selbstheilungskräfte, kommt ganz ohne chemische Hilfsmittel aus – und hat Erfolg bei vielen Erkrankungen, unter denen Stress geplagte Menschen heute leiden. Yoga, die 5.000 Jahre alte Dehn- und Atemtechnik aus Indien, erlebt derzeit ein großes Comeback. Mehr als fünf Millionen Menschen in Deutschland praktizieren es bereits regelmäßig und täglich kommen neue Anhänger hinzu. Das indische Meditationssystem hat eine fast 5000-jährige Geschichte. Der Begriff Yoga stammt aus dem indischen Sanskrit und bedeutet so viel wie „Verbindung" oder „Vereinigung". Erste schriftliche Beschreibungen stammen aus der Zeit um etwa 300 vor Christus vom indischen Philosophen Patanjali. Noch heute orientieren sich alle klassischen Yoga-Lehrbücher nach seinen Anweisungen. In seinem Ursprungsland gilt Yoga als Instrument zur Harmonisierung von Körper, Geist und Atmung. Die ganzheitlichen Übungen sollen wieder verbinden, was getrennt oder aus dem Gleichgewicht gebracht wurde. In Indien dient es neben der körperlichen und geistigen Gesundheit auch dem spirituellen Wachstum und der Bewusstseinserweiterung. Ziel ist es, seine eigenen physischen und mentalen Kräfte voll ausschöpfen zu können.

Das „Original-Yoga" nach Patanjali wird auch als Pfad bezeichnet, der sich über acht Entwicklungsstufen mit dem Ziel der Vervollkommnung von Körper und Geist erstreckt. Die gängigen westlichen Praktiken, wie auch das hierzulande am häufigsten praktizierte Hatha-Yoga, umfasst drei Stufen: Dazu zählen Körperübungen (Asanas), Atemtechniken (Pranayamas) und Meditationstechniken (Dharayanas). Die Asanas lösen Verspannungen, indem sie verkürzte Sehnen und Muskeln wieder in ihren Ausgangszustand zurückbringen. Jede Stellung wird einige Minuten unter höchster Konzentration beibehalten. Zwischen den einzelnen Positionen wird kurz entspannt. Die Pranayamas wirken auf den seelischen und geistigen Zustand und sollen einen Zustand der

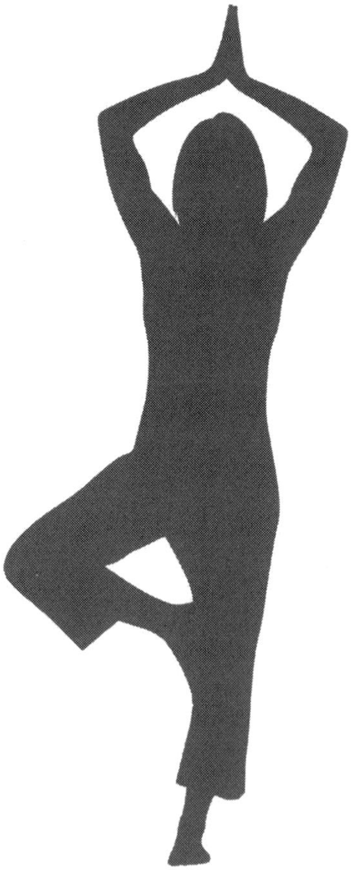

Harmonie herstellen. Die wichtigste Atemtechnik ist die tiefe Bauchatmung. Bei den Dharayanas, die oft im klassischen Lotussitz (Anfänger beginnen im Schneidersitz) durchgeführt werden, wird die Konzentration auf Atmung und Körper gelenkt. Die Hinwendung nach innen zu Ruhe und Konzentration geschieht durch geistige Bilder wie „Ich ruhe in meiner Mitte“ oder „Energie durchströmt meinen Körper“.

Das indische Ganzkörperworkout bekommt auch immer mehr Interesse von der westlichen Schulmedizin. Selbst hartnäckige Zweifler müssen die Heilwirkung anerkennen. Mittlerweile bestätigen 22 klinisch kontrollierte Studien die Wirksamkeit bei Asthma, Arthrose, chronischer Bronchitis, Herz-Kreislauf-Störungen, Neurodermitis, Nackenverspannungen und Rückenschmerzen. Regelmäßig praktiziertes Yoga kann den Spiegel des schädlichen LDL-Cholesterins um zehn Prozent senken und ist damit genauso wirksam wie cholesterinsenkende Medikamente. 80 Prozent aller Herzpatienten, so eine US-Studie, könnten eine Bypassoperation vermeiden. Eine Studie des Presbyterian Hospitals in New York wies nach, dass Yoga in der Lage ist, das Lymphsystem zu massieren. Folge: Die Körpersäfte können störungsfreier fließen und das führt zu einer deutlichen Verbesserung der Immunabwehr. Studien an der Universität Leipzig konnten außerdem einen positiven Einfluss auf das Gehirn nachweisen. So sinken vor allem die Blutlaktat- und Cholesterolwerte – beides Stressauslöser.

Bei all den guten Nachrichten überrascht es fast, dass Yoga nicht ganz ohne Risiken ist. Passieren kann aber nur etwas, wenn man sich falsch bewegt oder der Halteapparat und die Bänder noch nicht gefestigt sind. Probleme können auch auftreten, wenn Gelenke falsch belastet werden. Bluthochdruckpatienten sollten nicht allzu lange auf dem Kopf stehen, ein Bandscheibengeschädigter kann ebenfalls nicht jede Übung ausführen. Expertenrat: Immer auf den Körper hören. Bei Schmerzen sofort innehalten und mit dem Lehrer die Probleme besprechen. Extratipp: Wer seine Übungen regelmäßig praktiziert, kann nach einigen Monaten in ein Stimmungstief fallen. Das ist aber ganz normal und gehört zum Selbstreinigungsprozess des Körpers. In Indien gehen die Menschen damit viel selbstverständlicher um, da Krisen dort zur normalen menschlichen Entwicklung gehören.

Kleine zu überwindende Hürde: In Deutschland darf sich jeder Yoga-Lehrer oder gar Yoga-Meister nennen. Allerdings sagt ein imposanter Titel nichts über die Qualifikation aus. Wer wirklich in gute Hände geraten will, sollte sich an den Kriterien orientieren, die der Berufsverband der Yogalehrenden (BDY) aufgestellt hat: Lehrer sollten mindestens 25 Jahre alt sein und eine mindestens zweijährige Yoga-Lehrer-Ausbildung absolviert haben, die auch Lehrproben und Unterrichtspraktika beinhaltete. Darüber hinaus sollten sie sich mit den wichtigsten Bereichen (Geschichte und Philosophie des Yoga), der menschlichen Anatomie und der Unterrichtsgestaltung gut auskennen. Am wichtigsten ist natürlich die Beherrschung der Körperübungen (Asanas) und der Atemtechniken (Pranayamas). Mehr Infos unter **www.yoga.de** im Internet.

Hakomi

Als erste der Methoden, die hierzulande noch nicht so geläufig sind, möchten wir Ihnen Hakomi vorstellen. Die Technik wurde in den 70er-Jahren des vorigen Jahrhunderts vom amerikanischen Körperpsychotherapeuten Ron Kurtz entwickelt. Hakomi heißt übersetzt so viel wie „in Achtsamkeit auf Körper und Seele hören". Das Verfahren zählt zu den sogenannten tiefenpsychologischen und körperorientierten Therapien. Tiefenpsychologisch, weil sie den oft unbewussten seelischen Vorgängen eine besondere Bedeutung zumisst. Körperorientiert, weil die Verfechter dieser Methode davon ausgehen, dass alles gespeichert ist, was man im Laufe eines Lebens so an Erfahrungen sammelt. Das beginnt bereits im Mutterleib und auch der Geburtsvorgang hinterlässt seine Spuren.

Deshalb spielen die eigenen Erfahrungen, Gefühle und Empfindungen während der Therapie eine so wichtige Rolle. Laut der Hakomi-Theorie reicht es nicht aus, etwas nur im „Kopf" zu verstehen, man muss es auch fühlen können, um etwas zu verändern. Eine weitere wichtige Säule ist die Achtsamkeit. In der Therapie achtsam zu sein, bedeutet, die Wahrnehmung für sich selbst und seine Umwelt zu verfeinern. Denn nur so ist es möglich, Gefühle, Anschauungen und Überzeugungen in sich selbst zu finden, die einem im Alltag bislang gar nicht aufgefallen waren. Dieser Aha-Effekt, kann zu einer gewünschten Verhaltensänderung führen. Hakomi-Therapeuten gibt es mittlerweile in ganz Deutschland. Viele weitere Informationen und alle Adressen im Internet unter **www.hakomi.de**.

Salutogenese

Millionen von Menschen in unserem Land leiden unter Rückenschmerzen, doch einige von ihnen fühlen sich trotzdem ganz gut. Das klingt auf den ersten Blick seltsam, ist aber heute kein Widerspruch mehr. Denn mit der richtigen Strategie lässt es sich auch mit gesundheitlichen Problemen sehr gut leben. Wie das gehen soll? Die Antwort hat der Medizinsoziologe Aaron Antonvosky schon vor 30 Jahren gegeben. Als Salutogenese bezeichnete er eine Strategie, die moderner ist denn je. Der Medizin-Professor beschäftigte sich intensiv mit der Frage, was den Menschen gesund erhält und welche Faktoren und Bedingungen dafür verantwortlich sind.

Sein Fazit: Es geht vor allem darum, seine eigenen Bedürfnisse besser wahrzunehmen und sie auch aussprechen zu können. Und das ist gar nicht so kompliziert. Jeder kann lernen, ein Gespür für die eigenen Fähigkeiten zu entwickeln und zu aktivieren. Schwerpunkt der Salutogenese ist es, sich auf all das zu konzentrieren, was einen unterstützt und Kraft gibt. Gravierende Einschnitte sind dafür gar nicht nötig. Kleine Verhaltensänderungen reichen meist schon aus: Mehr Zeit für die Familie, mit Freunden, für Hobbys. Ganz wichtig ist ein Plus an Bewegung (siehe Kapitel 2). Etliche Kliniken sowie und zahlreiche Ärzte und Theraoeuten arbeiten mittlerweile sehr erfolgreich mit dem Salutogenese-Modell und es wird stets weiterentwickelt. Wer Interesse hat, findet im Internet viele zusätzliche und spannende Informationen.

Zilgrei

Eine weitere sanfte Therapie, um Rückenschmerzen wirksam zu lindern, ist Zilgrei. Bei Zilgrei handelt es sich um eine leicht zu erlernende Selbstbehandlungsmethode. Spezielle Atemtechniken werden dabei mit einfachen Körperübungen kombiniert. Sie enthält Elemente der klassischen manuellen Medizin sowie der Atem- und Bewegungslehre des Yoga. Entwickelt wurde die Methode vor etwas mehr als 40 Jahren vom amerikanischen Chiropraktiker Dr. Hans Greising (1925-2002) und der italienischen Therapeutin Adriana Zillo. Daraus leitet sich auch der Name Zilgrei ab. Streng wissenschaftlich betrachtet gibt es noch keinen Beweis für die Wirksamkeit, aber in der Erfahrungsmedizin gilt sie inzwischen als sehr wirksames Verfahren gegen Schmerzen aller Art. Sie hilft vor allem bei Gelenk- und Rückenschmerzen, Muskelverspannungen, Kopfschmerzen, Stress und Nervosität, in der Geburtshilfe und zur Beseitigung von Haltungsfehlern.

Um in der Fülle von gymnastischen und atemtechnischen Übungen nicht die Übersicht zu verlieren, erhielten die Übungen Vogelnamen. Ein Beispiel ist die Turteltaubenübung: Man stellt sich gerade und aufrecht hin, streckt beide Arme nach oben, atmet tief ein und hält die Luft etwa fünf Sekunden lang an. Anschließend langsam ausatmen und währenddessen einen Arm nach vor und einen Arm nach hinten bis zur waagerechten absenken. Die Arme bleiben in dieser Position und man atmet innerhalb von fünf Sekunden viermal ein und wieder aus. Nach diesen kurzen Atemstößen werden die Arme wieder nach oben gestreckt und man beginnt die Übung wieder von vorne. Die Turteltaubenübung sollte drei oder viermal wiederholt werden.

Eine Übungsfolge besteht aus maximal fünf Übungen und man kann sie ohne großen Aufwand in zehn bis 15 Minuten durchführen. Der große Vorteil der Zilgrei-Methode: Jeder kann sie relativ schnell selbst erlernen. Sie wird in der Regel in Kursen und Seminaren sogar an den Volkshochschulen gelehrt oder von Physiotherapeuten angeboten. Schon nach wenigen Stunden sind die Teilnehmer in der Lage, die Übungen selbstständig auszuführen. Einmal erlernt, kann man die Übungen dann jederzeit auch zu Hause anwenden. Die Kosten für einen Einsteigerkurs liegen bei etwa 50 Euro. Einige Kassen bieten ihren Mitgliedern auf Verordnung sogar kostenfreie Zilgrei-Kurse an. Es lohnt sich auf jeden Fall mal bei der eigenen Krankenkasse nachzufragen. Therapeuten und Lehrer finden sich im gesamten Bundesgebiet. Adressen von Therapeuten unter **www.zilgrei.com**.

Psychotherapie

Manchmal reichen Entspannungsübungen einfach nicht mehr aus, um der Stress- oder auch Depressionsfalle zu entgehen. Aber nur wer seine krankmachenden Gefühlsmuster verändert, kann sich selbst heilen. Dazu bedarf es nicht selten einer speziell ausgerichteten Psychotherapie. Was in anderen Ländern längst selbstverständlich ist, ist hierzulande immer noch mit einem Dünkel belegt. Psychotherapie, das ist doch nur was für Verrückte, meinen viele. Dem ist natürlich nicht so und glücklicherweise ändert sich die Einschätzung, denn professionelle Hilfe bei einem Therapeuten wird immer selbstverständlicher. Das ist auch gut so! Damit Sie sich im Dschungel der Therapien besser zurechtfinden, geben wir Ihnen hier einen Überblick über die wichtigsten Behandlungsmethoden.

Gesprächstherapie

Bei dieser Methode soll sich der Patient ausschließlich durch einfühlsame Gespräche selbst erforschen, seine inneren Konflikte erkennen, bearbeiten und verändern. Das „Hier und Jetzt" steht im Vordergrund. Der Therapeut versucht durch tiefes Einfühlen eine vertrauensvolle Atmosphäre aufzubauen, damit sich sein Gegenüber immer weiter öffnen kann. Wichtig: Die Situation des Klienten verändert sich nur, wenn er sich selbst annimmt.

Die Gesprächstherapie ist eine sanfte, ungefährliche Methode für Menschen, die einen sensiblen und verständnisvollen Gesprächspartner (Therapeuten) suchen. Nachteil: Bei konkreten Problemen wie Ängsten und Zwängen ist eine Verhaltenstherapie wirksamer, da sich hier schneller deutliche Veränderungen zeigen.

Verhaltenstherapie

Diese Methode geht davon aus, dass bestimmtes, erlerntes Verhalten auch wieder verlernt werden kann. Studien haben längst bestätigt, dass das auch gut funktioniert. Sie ist vor allem bei Ängsten und Phobien sehr erfolgreich. Situationen, die dem Patienten Angst bereiten, werden nachgestellt. Auf diese Weise kann er üben, seine Angst zu überwinden. Das Verhaltenstraining wird mit Gesprächen verbunden, um gleichzeitig auch die Ursachen der Probleme zu ergründen.

Die Verhaltenstherapie hilft sehr gut bei Ängsten, Zwängen, Ess- und Schlafstörungen, Stress und Schmerzen. Ihr Nachteil: Sie stellt keine umfassende Therapie dar. Außerdem ist Verhaltenstraining bei der Bewältigung von zwischenmenschlichen Problemen, der Trauerarbeit und psychosomatischen Beschwerden eher weniger geeignet.

Bioenergetik-Therapie

Belastende Kindheitserlebnisse, unterdrückte Gefühle und schlimme Situationen (Traumata) führen zu starken körperlichen Verspannungen, sogenannten Panzern. Diese will der Therapeut durch anstrengende Körperübungen und Massagen lösen. Dabei gelangen unterdrückte Emotionen und Kindheitstraumata ins Bewusstsein, die der Klient verarbeiten soll.

Die Bioenergetik-Therapie bearbeitet psychische Probleme direkt und ist eine gute Methode der Selbsterfahrung. Allerdings ist sie emotional stark belastend, weshalb eine optimale Betreuung extrem wichtig ist. Nur ein erfahrener Therapeut ist dazu in der Lage.

NLP-Therapie

Das „Neurolinguistische Programmieren" (NLP) ist seit vielen Jahren sehr populär. Vertreter dieser Methode wollen negative Gedanken und Gefühle aus dem Unterbewusstsein „löschen" und durch positive Gefühle ersetzen. Bei richtiger Anwendung lernt der Teilnehmer, starre Verhaltensmuster aufzubrechen, sich neuen Handlungsspielraum zu schaffen und flexibler zu leben.

Es handelt sich um eine recht ungefährliche Therapie für Menschen, die ohne viel Reden schnelle Veränderungen in ihrem Erleben erreichen wollen. Der Nachteil: NLP, das unter anderem im Managertraining genutzt wird, ist sehr technisch und stark abhängig vom Können des Therapeuten. Die Teilnehmer sind passiv und haben kaum eine Möglichkeit, Wünsche und Sorgen loszuwerden.

Therapeuten-Adressen

Adressen und Telefonnummern von Therapeuten stehen in den Gelben Seiten unter dem Stichwort „Psychotherapeut". Auch bei den Krankenkassen können Sie Therapeutenlisten bekommen.
Und unter www.psychotherapiesuche.de gibt es viele Informationen und Adressen.

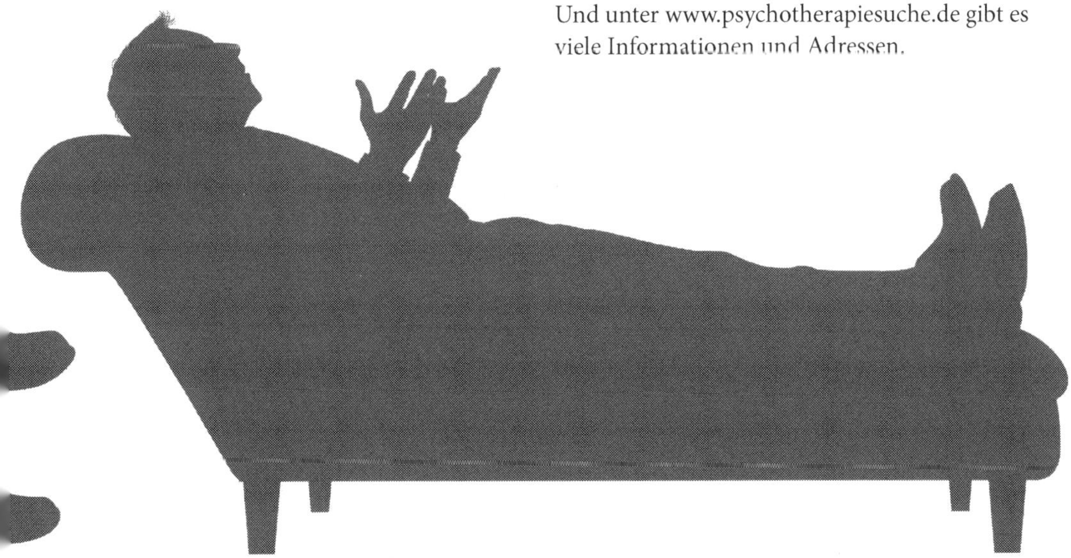

Kapitel 4

Rückenschmerzen und Ernährung

Rückenschmerzen und Ernährung

Es ist nicht mehr zu übersehen: 50 Prozent aller Frauen und 66 Prozent aller Männer in Deutschland sind übergewichtig. Auch die damit verbundenen Probleme sind schwergewichtig, denn die überflüssigen Pfunde schaden nicht nur dem Herz-Kreislauf-System, sie erhöhen nicht nur das Risiko für Diabetes, nein, sie bringen auch die ohnehin schon instabile Statik der Wirbelsäule mächtig durcheinander. Besonders betroffen sind die Bandscheiben. So lasten zum Beispiel durch bestimmte Hebelwirkungen schon beim Stehen über 100 Kilogramm auf den Pufferelementen der Lendenwirbelsäule, beim Sitzen bis zu 175 Kilogramm und beim Hochheben einer Last aus gebückter Haltung heraus über 250 Kilogramm! Bei Übergewicht liegen diese Werte noch einmal deutlich höher und pressen den „Saft“ aus der Bandscheibe. Mittlerweile beweist eine große Studie der Universität Hongkong mit 2.599 weiblichen und männlichen Probanden, dass Übergewichtige doppelt so häufig unter Bandscheibenproblemen leiden, wie schlanke oder normalgewichtige Menschen. Das Durchschnittsalter der Teilnehmer betrug 42 Jahre, erschreckende 73 Prozent der Probanden litten unter einer Bandscheibendegeneration und je mehr Pfunde sie mit sich herumtrugen, desto größer die Abnutzungserscheinungen an den Puffern.

Es ergibt also mehr als Sinn, den meist sowieso ungeliebten Pfunden an den Kragen zu gehen. Was also tun? Wie das Zuviel an Pfunden wieder loswerden? Diese Frage quält viele Millionen Menschen in Deutschland. Und sie sind verzweifelt auf der Suche nach einem Ausweg, hoffen auf die ultimative Diät, quälen sich mit Kohlsuppe oder schlucken Wunderpillen, die Fett angeblich nur so dahinschmelzen lassen. Doch es ist nun mal leider so: Die Wunderpille zum Abnehmen gibt es noch nicht und in den nächsten Jahren ist auch nicht mit ihr zu rechnen. Crash-Diäten schaden nicht nur der Gesundheit, sie sind auch der Garant für den Jojo-Effekt. Es gibt nur eine echte Möglichkeit, die überflüssigen Pfunde purzeln zu lassen: Sie müssen den Überfluss an Kalorien, dem Sie täglich ausgesetzt sind, zu managen versuchen. Denn abnehmen klappt nur - und eigentlich weiß das ja auch jeder - wenn man mehr Kalorien verbraucht, als man zu sich nimmt.

Die gute Nachricht ist: Übergewicht ist kein unüberwindliches Schicksal! Jeder kann es schaffen, sein Wunschgewicht zu erreichen, auch ohne sich zu kasteien. Das klingt doch gut, oder? Vielleicht tragen auch Sie zehn, 15 oder noch mehr überflüssige Pfunde mit sich herum, die sie loswerden wollen? Dann lesen Sie weiter. Auf den nächsten Seiten erfahren Sie, worauf Sie bei Ihrer Ernährung achten müssen und welche leicht umsetzbaren Maßnahmen dabei helfen.

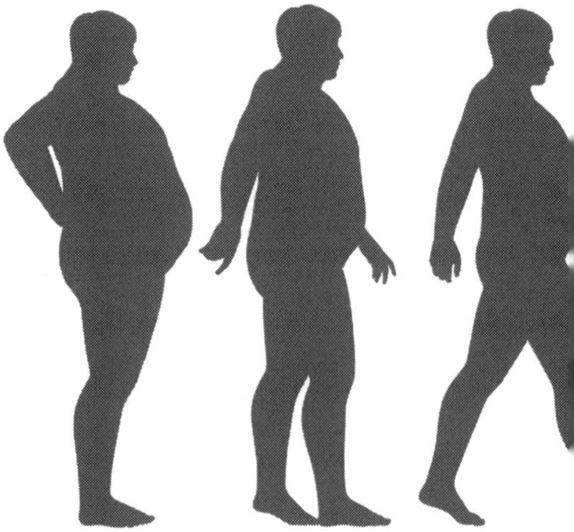

Der Weg zum Wunschgewicht

Eine wichtige Voraussetzung für erfolgreiches Abnehmen ist der richtige Anfang. Der Kardinalfehler, den nahezu alle Abspeckwilligen machen, ist eine falsche Erwartungshaltung: Ab morgen halte ich Diät, nehme zehn oder 20 Pfund ab und dann ist die Sache ausgestanden. So läuft es aber leider nicht! Schon der berüchtigte JoJo-Effekt würde Ihnen einen Strich durch die Rechnung machen. Der Körper, auf Schmalkost gesetzt, drosselt seinen Energie-Grundumsatz, um die Reserven zu schonen. Dann füllt er die Depots rasch wieder auf, sobald man wieder einigermaßen normal isst – von den Folgen der gefürchteten Heißhungerattacken ganz zu schweigen. Es nützt auch gar nichts, wenn man zwar bis zum nächsten Urlaub die ersehnte Strandfigur erreicht – sie dann aber kurze Zeit später wieder hinter Pölsterchen verschwinden lässt. Eine Ernährungs- und Lebensumstellung ist nur dann erfolgreich, wenn sie nachhaltig ist. Dabei wollen wir nicht verschweigen, dass es auf diesem Weg ein bisschen länger dauert, bis die ersten Erfolge auf der Waage zu sehen sind. Dafür haben Sie aber beste Chancen, die neuen und schlanken Gewohnheiten so einzuüben, dass sie Sie für den Rest Ihres Lebens begleiten. Um den Einstieg für Sie so einfach wie möglich zu gestalten, kommen hier die wichtigsten Tipps.

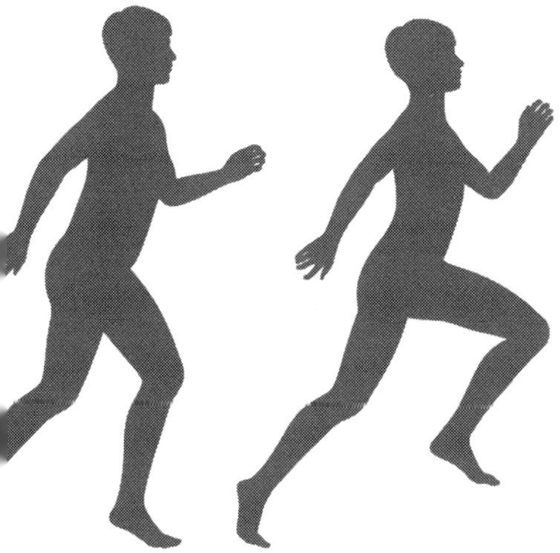

Lassen Sie sich Zeit!

Möglichst schnell, möglichst einfach, möglichst schmerzlos. So wünscht man sich das beim Abspecken. Von dieser Illusion sollen und müssen Sie sich nur leider unbedingt verabschieden. Es funktioniert einfach nicht und ist darüber hinaus auch noch ungesund. Viel besser, gesünder und vor allem nachhaltiger ist es, wenn Sie die Pfunde langsam aber stetig verlieren. Weniger als zwei Pfund in der Woche sind ideal. Schauen wir uns doch einmal das faule Geheimnis der Crash-Diäten an: Bei allzu schnellem Gewichtsverlust schrumpfen nicht die Pölsterchen, sondern nur der Wassergehalt des Körpers. Und das bringt in punkto Figur gar nichts. Teilen Sie sich Ihr Ziel lieber in kleine Etappen auf. Denken Sie in Wochen, nicht in Tagen. Wichtig ist, dass die Kalorienbilanz am Ende der Woche stimmt.

Verbote sind verboten

Es liegt nun mal in der Psyche des Menschen. Hinter jedem „nie wieder" lauert unweigerlich das Scheitern. Der Heißhunger auf Schokolade, Sahnetorte oder Fastfood ist immer dann am größten, wenn man sich vorgenommen hat, nie wieder etwas davon zu essen. Deshalb sollte es keine strikten Verbote gegen. Erlauben Sie sich ruhig mal eine kleine Sünde zwischendurch und gleichen Sie die „Fehltritte" dann durch ein Plus an Bewegung aus.

Was der Körper wirklich braucht

In den vergangenen beiden Jahren haben vermeintlich revolutionäre Ernährungsempfehlungen viel Verwirrung gestiftet. Kohlenhydrate, früher als Heilsbringer verehrt, wurden plötzlich verteufelt, Fette rehabilitiert. Plötzlich galt die Atkins-Diät als der Weisheit letzter Schluss und Low-Carb als Schlüssel zum Wunschgewicht. Doch wie das bei den meisten Hypes so ist: Irgendwann relativiert sich alles. Ernährungswissenschaftler sind mittlerweile zu der Überzeugung gelangt, dass Diäten wie Atkins & Co. zu einseitig sind, der Spaß am Essen verloren geht und die Diäten – wie übrigens in 95 Prozent aller Fälle – zum Scheitern verurteilt sind.

Fest steht aber auch, dass viele Menschen sich einfach viel zu kalorienreich ernähren. Schon bei nur einer Pizza, einem Joghurt und einem Glas Cola kommen über 1.000 Kalorien zusammen. Viel zu viel für ein Abendessen. Die meisten Menschen wissen, dass frisches Gemüse und Obst sowie Ballaststoffe aus Getreideprodukten viel gesünder sind. Doch was landet auf dem Teller? Pizza, Hamburger, Döner, Pommes rotweiß oder Spaghetti mit fettigen Fertigsaucen. Ausnahmsweise, natürlich. Aber bei Millionen von Menschen ist die Ausnahme längst zur Regel geworden. Das hat fatale Folgen. Die Zahl der Diabetiker steuert auf die zehn Millionen zu. Herz-Kreislauf-Erkrankungen, nach wie vor die häufigste Todesursache in Deutschland, sind in etlichen Fällen auf schlechte Ernährung und zu wenig Bewegung zurückzuführen. Und natürlich nicht zu vergessen die unzähligen Menschen, die sich mit Rückenproblemen rumplagen, weil die Körperstatik aufgrund des Übergewichts aus der Balance geraten ist. Dabei ist es gar nicht so schwer, seine Ernährung umzustellen. Es geht nur darum, dass der Körper über die Woche gesehen mit allem versorgt wird, was er braucht. Klingt kompliziert, ist es aber nicht. Hier ein Überblick, damit Sie wissen, was das im Einzelnen bedeutet.

Kohlenhydrate

Kohlenhydrate spielen bei einer gesunden und ausgewogenen Ernährung eine ganz bedeutende Rolle. Sie sind der wichtigste Energiestoff und die bevorzugte Quelle für alle körperlichen

INFO

Die Deutsche Gesellschaft für Ernährung (DGE) empfiehlt, dass 55 bis 60 Prozent aller aufgenommenen Kalorien Kohlenhydratkalorien sein sollten. Die häufigsten Kohlenhydrate sind Stärke- und Zuckerarten sowie Glukose, die sich chemisch aus Kohlen-, Wasser- und Sauerstoff aufbauen. Für die Ernährung am wertvollsten sind die komplexen Kohlenhydrate, die sich aus Vielfachzuckern zusammensetzen und in naturbelassenen Lebensmitteln vorkommen. Dazu gehören Getreide, Kartoffeln, Gemüse, Salat, Obst und Hülsenfrüchte. Zu den einfachen Kohlenhydraten gehören Trauben- und Fruchtzucker, wie etwa in Honig und Obst sowie Zweifachzucker aus dem unser Haushaltszucker besteht und bei dem Sie Zurückhaltung üben sollten. Ein Kohlenhydrat-Mangel kann zu Arteriosklerose und herzinfarktähnlichen Zuständen führen. Fehlen Nahrungsmittel, wie Getreide, Gemüse, Obst oder Kartoffeln mit hochwertigen Kohlenhydraten, mangelt es dem Organismus außerdem an Vitaminen, Mineral- und Ballaststoffen.

und geistigen Leistungen. Fehlen sie, sinkt der Blutzuckerspiegel und als Folge kommt es zu Schwächegefühl und Schwindel. Die Muskeln machen schlapp und an körperliche und geistige Leistung ist nicht mehr zu denken. Kohlenhydrate werden als Glykogen, der tierischen Stärke, in Leber und Muskulatur gespeichert. Ziel einer gesunden Ernährung ist es daher, durch eine kohlenhydratreiche und fettkontrollierte Kost für optimale Glykogenspeicher im Körper zu sorgen. Das Gehirn nutzt die Speicher als wesentliche Nährstoffquelle und auch die Muskeln holen sich ihre Energie kurzfristig aus dem Blutzucker. Zu guter Letzt halten Kohlenhydrate uns bei guter Laune, weil sie mittels eines stabilen Blutzuckerspiegels dafür sorgen, dass genügend Vorstufen des Glückshormons Serotonin ins Gehirn gelangen. Doch Vorsicht! Manche Kohlenhydrate sind nicht so gut. Zurückhaltung üben sollten Sie bei stärkereichen und ballaststoffarmen Lebensmitteln wie Weißmehlerzeugnissen, Trauben- und Haushaltszucker, zuckerreichen Getränken und Süßem.

Ballaststoffe

Eine weitere wichtige Rolle spielen die Ballaststoffe, die ihrem Namen keine Ehre machen, denn Ballast oder gar überflüssig sind sie keinesfalls. Mittlerweile weiß man, dass sie für die Gesundheit sogar sehr wertvoll sind. Außerdem sind sie mitverantwortlich dafür, ob wir Hunger haben oder satt sind. Vor allem die löslichen Ballaststoffe aus Vollkorn, Obst und Gemüse halten das schädliche LDL-Cholesterin in Schach, sättigen anhaltend und helfen, den gefährlichen Blutzuckeranstieg nach den Mahlzeiten zu dämpfen. Ballaststoffe sind unverdauliche Pflanzenbestandteile, die unserem Körper keine Kalorien liefern. Sie wirken vorbeugend gegen Verdauungsstörungen und Verstopfung, Darmerkrankungen und hohe Blutfett- und Blutzuckerwerte. Außerdem regen sie zum Kauen an und sättigen lang anhaltend. Tipp für alle, die Körner nicht so gerne essen: Es gibt auch fein ausgemahlenes Vollkornbrot. Es enthält keine Körner, ist aber genauso wertvoll. Die Auswahl ist riesig, man muss nur zugreifen.

Besonders reichlich stecken Ballaststoffe in Kartoffeln, Vollkornbrot, Obst, Nudeln und Reis. Extratipp: In der normalen Alltagskost sollten hauptsächlich langsam verfügbare und ballaststoffreiche Kohlenhydratquellen aufgenommen werden. Sie sättigen anhaltender und halten länger fit. Ideal sind Vollkornprodukte, Hülsenfrüchte, Gemüse und nicht zu fruchtzuckerhaltiges Obst. Dazu gehören Erdbeeren, Honigmelonen, Himbeeren, Brombeeren und Papaya.

Eiweiße

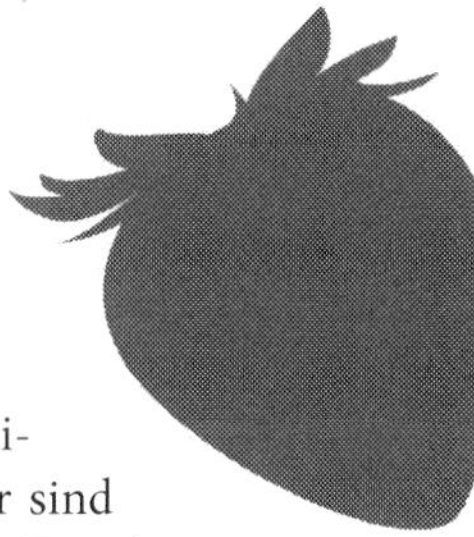

Wir brauchen sie Tag und Nacht. Denn unser Körper muss ständig für Erneuerung, Wachstum, Erhalt und Reparatur von Zellen und Geweben sorgen. Unentbehrliche Reparatur- und Baustoffe dafür sind die Eiweiße, auch Proteine genannt. Da gibt es beispielsweise die roten Blutkörperchen, die für die Sauerstoffversorgung des Körpers zuständig sind. Ihre Lebensdauer beträgt gerade einmal vier Wochen. Danach werden sie wieder in Aminosäuren, den Bausteinen der Eiweißstoffe, zerlegt. Ein Teil wird abtransportiert, ein anderer im Recyclingverfahren dazu verwendet, neue rote Blutkörperchen zu produzieren. Das gleiche passiert auch mit Hormonen und Enzymen sowie den Antikörpern, den wichtigen Helfern unseres Immunsystems. Im Körper schwirren Zehntausende von Proteinen herum, die ebensoviele Aufgaben haben. Eiweiß ist der wichtigste Stoff für den Erhalt unserer Gesundheit und Vitalität sowie zur Wiederherstellung von gebrauchtem oder geschwächtem Zellmaterial. Ohne Keratin wächst kein Haar oder Fingernagel, ohne Kollagen gäbe es keine schöne Haut, ohne Zementes keine harten Zähne und Knochen. Hinzu kommt, dass Eiweiß auch eine sehr wichtige Energiequelle ist. Sie wird immer dann angezapft, wenn nicht genügend Fette oder Kohlenhydrate zur Verfügung stehen.

Jedes Körpergewebe, einschließlich Knochen, Haut, Muskeln und Organen, ist aus bestimmten Proteinen zusammengesetzt. Sie werden benötigt, damit das Gewebe seine jeweilige Aufgabe erfüllen kann. Gelangt das Eiweiß über die Nahrung in den Körper, wird es in kleine Untereinheiten, den sogenannten Aminosäuren zerlegt. Nur so können sie die Darmwand passieren und ins Blut gelangen. Der menschliche Körper baut sich dann aus den nach einer Mahlzeit hereinströmenden Aminosäuren seine Eiweiße zusammen. Er braucht dazu ständig 22 Aminosäuren. Viele kann er selbst herstellen, neun müssen aber unbedingt über die Nahrung zugeführt werden und heißen deshalb auch essenzielle Eiweiße.

Der Körper eines Erwachsenen braucht rund 0,8 Gramm Eiweiß pro Kilogramm Körpergewicht. Ein Mann, der 82 Kilogramm wiegt, benötigt also täglich etwa 65 Gramm Protein. Eine Frau, die 68 Kilo wiegt, circa 55 Gramm. Nimmt man mehr zu sich, muss der Körper das überschüssige Eiweiß über die Niere wieder ausscheiden. Körperlich hart arbeitende Menschen benötigen etwas mehr Eiweiß. Tierische Eiweißquellen sind Fleisch, Geflügel, Fisch und Meeresfrüchte sowie Eier und Molkereiprodukte. Rotes Fleisch, wie Rind, Schwein, Kalb und Lamm ist ebenfalls eine ausgezeichnete Quelle, hat aber einen hohen Anteil an gesättigten Fettsäuren und kann den Blutspiegel des „bösen“ LDL-Cholesterins erhöhen. Pflanzliches Eiweiß liefern Getreide, Soja und Hülsenfrüchte. Vegetarier können ihren Bedarf an essenziellen Aminosäuren ohne Probleme decken, bei Veganern ist es etwas schwieriger. Mehr dazu später in diesem Kapitel. Für alle, die auf ihren Cholesterinspiegel achten müssen – und eigentlich sollte das ja jeder – ist es ratsam, mehr auf Fisch, weißes Geflügelfleisch, Hülsenfrüchte und andere Eiweiße zu setzen. Auch Eier sind völlig okay und viel besser als ihr Ruf. Ebenfalls gut sind fettreduzierte Milchprodukte, fettarme Lebensmittel sowie Nüsse und Samen.

Fette

Einen guten Ruf haben sie wahrlich nicht. Erhält der Körper zu viel von ihnen, zeigt sich das gleich auf der Waage und in den ungeliebten Pölsterchen rund um die Hüften. Die Rede ist von Fetten. Erst seit etwa 100 Jahren sind sie im Überfluss vorhanden. In der langen Menschheitsgeschichte zuvor, waren sie eher die Ausnahme. Leider hat sich der Körper bis heute nicht umgestellt und weiß nicht, wie er mit dem Überschuss umgehen soll. Immer noch speichert er Fett für magere Zeiten, auch wenn diese vermutlich nicht mehr eintreten. Mit durchschnittlich 130 Gramm Fett pro Tag nehmen die meisten Menschen das Doppelte der empfohlenen Tagesration zu sich.

Fette sind aber nicht nur schlecht. Denn sie stellen die größte Energiereserve im menschlichen Organismus dar. Von allen Energieträgern haben sie die höchste Dichte. Ein Kilogramm Körperfettgewebe entspricht einem Energiepotenzial von sage und schreibe 7.000 Kalorien. Nachteil: Ein zu hoher Fettanteil in der Ernährung reduziert die körperliche und, wie man heute weiß, auch geistigen Leistungsfähigkeit. Die Qualität der Fette ist abhängig von der Zusammensetzung der Fettsäuren. Die Ernährungswissenschaft unterscheidet zwischen gesättigten, einfach ungesättigten und mehrfach ungesättigten Fettsäuren. Von den „erlaubten“ 30 Prozent Fettkalorien sollten nicht mehr als zehn Prozent gesättigte Fette aus tierischen und festen oder gehärteten Pflanzenfetten aufgenommen werden. Zehn Prozent sollten einfach ungesättigt sein. Ideal sind hier Oliven- und Rapsöl. Der verbleibende Rest entfällt auf die mehrfach ungesättigten Fettsäuren. Sie sind vor allem in Pflanzenölen, wie Sonnenblumen-, Soja- und Maiskeimöl sowie im Fett von Kaltwasserfischen, wie Makrele, Hering oder Lachs enthalten. Zum Kochen am besten nur Öle mit einem hohen Rauchpunkt verwenden. So vermeiden Sie unangenehme Gerüche, Geschmacksbeeinträchtigungen und Vitaminverlust beim Erhitzen. Unser Tipp: Maiskeim- oder Erdnussöl vertragen höhere Temperaturen.

Essenzielle-Fettsäuren

Sie sollten außerdem wissen, dass ein Teil der mehrfach ungesättigten Fettsäuren zu den lebensnotwendigen Nährstoffen gehört. Wie schon bei den Eiweißen, heißen auch sie deshalb essenziell. Hauptvertreter ist die zweifach ungesättigte Linolsäure. Täglich benötigen wir sieben bis zehn Gramm davon. Das entspricht ein- bis anderthalb Löffeln Pflanzenöl. Um eine optimale Versorgung zu gewährleisten, ist zweimal die Woche Seefisch (Hering, Makrele und Lachs) ideal. Vegetarier können den Bedarf mit Walnuss-, Lein- oder Chiaöl decken. Wichtig auch die Aufnahme von Omega-Fettsäuren. Sie gelten als Schutzfaktoren für Herz- und Kreislauf. Hier werden drei verschiedene Arten unterschieden: Omega-9-, Omega-6- und Omega-3-Fettsäuren. Vor allem Omega 3 Fettsäuren senken zu hohes Cholesterin und erhöhte Blutfettwerte. Sie verbessern die Fließeigenschaften des Blutes und wirken entzündungslindernd. Die Qualität und wohldosierte Menge der Fette sind für eine gesunde Ernährung am wichtigsten.

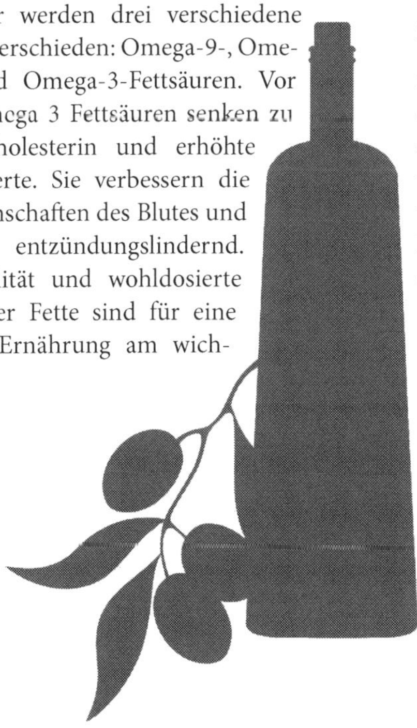

Gefährliche Transfettsäuren

Noch ein Wort zu den schlechten Fetten: Zu ihnen zählen die gesättigten Fettsäuren, die vor allem in Wurst und Fleisch stecken. Denn sie wirken sich negativ auf Blutfettwerte und Cholesterinkonzentration aus. Schlimmer sind nur noch die sogenannten Transfette, die bei der industriellen Herstellung von Pflanzenölen entstehen und in fettreichen Backwaren, wie Blätterteig lauern. Mit gehärteten Fetten oder Transfettsäuren werden auch Kekse und Chips, einige Margarinen und Brotaufstriche (u.a. manche Nuss-Nougat-Cremes) hergestellt. Hier sollten Sie Zurückhaltung üben und lieber auf Obst ausweichen.

Vitamine und Co.

Vitamine sind ein echter Segen und machen ihrem Namen (lateinisch: vita = das Leben) alle Ehre. Sie unterstützen den Körper im Kampf gegen Krebs, halten die Hirnzellen in Schwung, sorgen für starke Knochen, Nägel und Haare. Lebensmittelhersteller halten sie für so wichtig, dass sie eine regelrechte Vitamin-Euphorie ausgelöst haben. Ob in Joghurts, Cornflakes oder Wurst – viele Lebensmittel werden mit Vitaminen aufgepeppt. Die Pharmaindustrie produziert täglich 80.000 Tonnen Vitamin C, das entspricht einer Menge von 1,5 Milliarden Zitronen. Doch obwohl uns Marketingstrategen weiß machen wollen, dass uns permanenter Mangel droht, der mit Pillen ausgeglichen werden muss, leidet hierzulande kaum jemand unter einer Minderversorgung. Vitamine in Form von Tabletten sind meist überflüssig, wenn die Ernährung stimmt! Ausnahmen können sein Kalzium, Zink und Vitamin B12.

Sekundäre Pflanzenstoffe

Genauso wichtig sind die sekundären Pflanzenstoffe. Dabei handelt es sich um schützende Substanzen, die in Obst und Gemüse stecken. Auch hier hat sich gezeigt, dass Menschen, die viel davon essen, seltener an Krankheiten leiden, ein stärkeres Immunsystem haben und geistig auf höherem Niveau arbeiten können. Zu den wichtigsten sekundären Pflanzenstoffen gehören Bioflavonoide (begünstigen die Aufnahme von Vitamin C), Glukosinolate (unterstützen die Leber bei der Entgiftung und hemmen das Krebswachstum), Phytoöstrogene (schützen vor Herz-Kreislauf-Erkrankungen und Osteoporose), Flavonoide (wirken entzündungshemmend) und Phytosterine (können einen zu hohen Cholesterinspiegel senken). Alles Stoffe, die in pflanzlichen Lebensmitteln vorkommen. Besonders reichhaltig in Brokkoli, Rosenkohl, Blumenkohl, Zwiebeln, Tomaten, Kräutern, Gewürzen und Vollkorngetreide.

Mineralstoffe

Nicht zu vergessen sind Mineralstoffe. Auch sie brauchen wir, um gesund zu bleiben, wenn auch nur in winzigen Mengen. Es gibt zwar kein Nahrungsmittel, das alle Mineralstoffe enthält. Wer sich ausgewogen und abwechslungsreich ernährt, muss einen Mangel aber nicht fürchten. Die wichtigsten sind Kalzium (steckt zuhauf in Käse, Milch, Joghurt, Spinat, Kohlrabi, Mangold, Fenchel), Magnesium (steckt zuhauf in Vollkornprodukten, Artischocken, Hülsenfrüchten, Mandeln, Sonnenblumenkernen und rotem Fleisch), Phosphor (steckt zuhauf in Milch, Geflügel, Meeresfrüchten und Vollkorngetreide), Kalium (steckt zuhauf in Kartoffeln, Spargel, Avocados, Bananen, Melonen, Orangen und Milchprodukten), Eisen (steckt zuhauf in Innereien, Eigelb, Geflügel, Sardinen, Thunfisch und Hülsenfrüchten) sowie Zink (steckt zuhauf in Weizenkeimen, Haferflocken, Krabben, Eiern, Paranüsse).

Wasser

Der Körper eines erwachsenen Menschen besteht zu 60 Prozent aus Wasser. In einem 80 Kilogramm schweren Mann stecken also nahezu 48 Liter Wasser. Alle Stoffwechselreaktionen laufen in einem wässrigen Milieu ab. Das Körperwasser wird ständig neu gebildet, verbraucht, aufgenommen und ausgeschieden. Täglich setzt der Körper des Menschen etwa zweieinhalb Liter Wasser um. Diese Menge verliert er über Schweiß, Urin und Stuhl. Verliert der Körper mehr als zehn Prozent seines Wassers, ist der Kreislauf bedroht. Flüssigkeitszufuhr ist daher für den Menschen absolut lebensnotwendig und muss stets in ausreichender Menge über Getränke und Lebensmittel gewährleistet sein. Ohne Essen können Menschen wochenlang überleben – ohne Wasser nur ein paar Tage. Natürlich benötigen auch unsere Bandscheiben immer ausreichend Flüssigkeit. Bei einem Wasserverlust verlieren sie ihre stabilisierende Funktion. Die Deutsche Gesellschaft für Ernährung (DGE) empfiehlt täglich mindestens 1,5 Liter Flüssigkeit, am besten Wasser. Ob Sie Leitungswasser oder Mineralwasser bevorzugen, ist in Deutschland keine Frage der Qualität, sondern der Präferenz. Hauptsache, es läuft. Die empfohlene Menge ist leicht zu schaffen, wenn man jede Stunde ein Glas Wasser trinkt. Gut sind auch Saftschorlen und ungezuckerte Früchte- und Kräutertees. Als Durstlöscher ungeeignet sind Getränke mit hohem Zuckergehalt, Kaffee sowie schwarzer oder grüner Tee und Milch. Limonadengetränke tragen im Wesentlichem Maße dazu bei, dass immer mehr Kinder übergewichtig- und fettleibig sind. Das gilt auch für Erwachsene. Bei Menschen jeder Altersstufe lassen sich Ernährungsdefizite und Übergewicht verhindern, wenn sie statt Limonaden Wasser oder Saftschorlen trinken.

Salz und Zucker in Maßen

Keine Frage: Wo kein Salz zu Hause ist, mangelt es am besten Gewürz. Das „weiße Gold" erfüllt wesentliche Funktionen im Körper. Es reguliert den Wasserhaushalt, sorgt für die Reizweiterleitung in den Nerven und ist beteiligt an der Bildung von Verdauungssäften wie der Magensäure. Der Organismus kann es nicht selbst herstellen, muss es also über die Nahrung aufnehmen. Doch so gut Salz auch ist, in zu großen Mengen schadet es. Die DGE empfiehlt für Jugendliche und Erwachsene maximal sechs Gramm pro Tag. Der Durchschnittsbürger isst allerdings etwa dreimal so viel. Denn das Gewürz ist auch in vielen Fertigprodukten, Suppen, Saucen und Knabbereien reichlich enthalten. Deshalb ist es auch besser, Speisen selbst zuzubereiten, denn dann können Sie bestimmen, wie viel Salz Sie zum Würzen verwenden. Da der Tagesbedarf an Salz leicht überschritten wird, ist es ratsam, beim Kochen Gewürze und Kräuter zu verwenden.

Rund 500 verschiedene Kräuter sind bekannt. Die beliebtesten sind Petersilie, Schnittlauch und Basilikum. Kräuter sind in vielen verschiedenen Varianten erhältlich, als Topfkraut, Bundware, getrocknet, tiefgekühlt, eingeschweißt, ganz oder zerkleinert. Als Dekoration sind sie viel zu schade, denn sie enthalten wertvolle Vitamine, Mineralstoffe sowie sekundäre Pflanzenstoffe und die Verwendungsmöglichkeiten sind vielfältig. Generell passen sie gut zu Fleisch- und Fischgerichten, zu Gemüse, Salaten und Suppen aber auch zu Quark, Eiern und Kartoffeln. Dill schmeckt sehr gut zu Leber und Fisch, Basilikum zu Geflügel- und Wildgerichten, Estragon zu Ragouts und zu Käse, Petersilie zu Hack, Saucen und Pilzen, Schnittlauch zu Eiern und Thymian zu allen Fleischgerichten. Probieren Sie es aus, es muss nicht immer nur Salz sein. Auch beim Zucker sollten Sie Zurückhaltung üben. Den aktuellen Empfehlungen der Weltgesundheitsorganisation WHO zufolge, sollte die weiße Süße nur fünf Prozent der täglichen Kalorien liefern. Das Problem ist natürlich, dass wir um Zucker kaum herumkommen. Er versteckt sich ja auch in Tütensuppen, Fertiggerichten und Ketchup, in Limonaden, Süßigkeiten und Gebäck. Die besten Tipps, um den Zuckerkonsum einzuschränken sind:

- Keine gesüßten Getränke kaufen, besser ist Mineralwasser.

- Möglichst nur unverarbeitete Lebensmittel kaufen.

- Auf gesüßte Produkte verzichten und lieber süße Früchte essen.

- Kleine Zuckersünden beschränken.

Nun haben sie eine ganze Menge über gesunde Ernährung gelesen. Weitere Information finden sich auf der Homepage der Deutschen Gesellschaft für Ernährung (DGE) unter **www.dge.de.**

Der Energiestoffwechsel

Die Erfahrung zeigt, dass Menschen, die wissen, was sich in ihrem warum Körper abspielt, besser mit ihm umgehen. Darum erlauben Sie uns auf den nächsten Seiten noch ein wenig tiefer in die Materie einzusteigen. Eine besondere Rolle spielt der Stoffwechsel. Er sorgt nicht nur für den Aufbau von Geweben und Organen, sondern auch für die Bereitstellung von Energie. Unsere frühen Vorfahren haben täglich rund 4.000 Kilokalorien verbraucht. Sie mussten der Nahrung nämlich hinterherrennen. Der Mensch von heute verbraucht durchschnittlich 2.200 Kilokalorien, viele sogar noch bedeutend weniger. Wenn dann aber gegessen wird wie zu Neandertalerzeiten, schlägt sich das schnell auf den Hüften nieder, da die Energie nicht verbraucht wird. Fest steht: Jeder Körper braucht Brennstoff, um Leistung bringen zu können. Der eine setzt jedoch mehr um als der andere. Deshalb muss jeder selbst für sich herausfinden, wie viele Kalorien er zu sich nehmen kann, ohne zuzunehmen.

Der Mensch braucht Kalorien

Doch was ist eigentlich eine Kalorie? Darunter versteht man eine Maßeinheit für Energie, die es eigentlich gar nicht mehr gibt. Sie sollte durch Joule ersetzt werden, aber die meisten Menschen können mit Kalorien einfach mehr anfangen. Eine Kilokalorie ist die Energie, die man benötigt, um ein Liter Wasser von 14,5 auf 15,5 Grad zu erwärmen. Etwas bildlicher dargestellt, reicht der Brennwert einer halben Tafel Schokolade mit rund 300 Kilokalorien aus, um 300 Liter Wasser um ein Grad zu erwärmen. Ganz schön beeindruckend, nicht wahr? Der Mensch ist auf die Zufuhr von Brennstoff angewiesen und zwar in Form von Kohlenhydraten, Eiweiß und Fett. Jedes Gramm Eiweiß sowie jedes Gramm Kohlenhydrate liefert 4,1 Kilokalorien Energie, Fette 9,1 Kilokalorien pro Gramm. Doch wie viel Kalorien braucht der Mensch am Tag? Das lässt sich mit einer Formel einfach berechnen. Bei 30 bis 60-jährigen Menschen liegt der Grundumsatz bei 8,7. Diesen Wert muss man mit dem Gewicht multiplizieren und dann noch die Zahl 829 hinzuaddieren.

Also: 8,7 x Gewicht + 829 =

täglicher Kalorienverbrauch

Eine 60 Kilogramm schwere Person multipliziert den Wert mit 8,7. Das macht also 520 plus 829. Der Grundumsatz beträgt also 1.351 Kilokalorien. Wer viel Wasser trinkt, kann gleich noch einmal 200 Kilokalorien hinzuzählen. Wer sich zusätzlich viel bewegt, also dreimal wöchentlich ein Ausdauertraining absolviert und zweimal wöchentlich die Muskeln aufbaut, kann locker noch einmal 1.000 Kilokalorien hinzurechnen. Wer also mehr Kalorien zu sich nimmt als er verbraucht, nimmt zu. Egal, ob guter oder schlechter Futterverwerter.
So einfach ist das!

Gefährliches Bauchfett

Jetzt sollten Sie ganz aufmerksam lesen. In Zeiten des Wirtschaftswunders galt ein kugelrunder Bauch noch als Statussymbol. Heute treibt der Kugelbauch den Ärzten die Sorgenfalten auf die Stirn. Wenn der Rock kneift und die Hose spannt, ist das nämlich schon lange nicht mehr nur ein kosmetisches Problem. Übergewichtige laufen eher Gefahr, eine ganze Reihe von Krankheiten zu bekommen, allen voran Herzleiden und Diabetes Typ 2, aber auch Alzheimer und Krebs. Neuesten Erkenntnissen zufolge ist Fett aber nicht gleich Fett. Wenn sich die Kilos vor allem in der Leibesmitte sammeln, ist das für die Gesundheit schädlicher als Polster an den Hüften oder Oberschenkeln. Die Empfehlung der Mediziner weltweit lautet deshalb, dass Frauen höchstens 88 Zentimeter Bauchumfang haben sollten, Männer nicht mehr als 102 Zentimeter. Das Fettgewebe am und vor allem im Bauch bezeichnen Experten als viszerales Fett. Es spielt eine enorm wichtige Rolle, weil es eine ganze Reihe von Signalstoffen produziert. Noch längst sind nicht alle Funktionen dieser Botenmoleküle entschlüsselt, doch schon jetzt weiß man, dass diese Fettschichten um den Bauch herum einen extrem aktiven Stoffwechsel haben.

Aus dem Bauchfett werden leichter Fettsäuren ins Blut freigesetzt. Daraus können hohe Blutfettwerte resultieren, die den Stoffwechsel belasten und das Risiko für die bereits erwähnten Krankheiten deutlich erhöhen. Und zwar viel mehr als die Pölsterchen an Hüften, Po oder Beinen, die für die Gesundheit etwas weniger riskant sind. Selbst schlanke Menschen können viel von dem gefährlichen Polster haben. Vor allem dann, wenn sie sich nicht sportlich betätigen. Das gefährliche Gewebe lagert sich zuerst zwischen den inneren Organen ab, bevor zusätzliche Pfunde äußerlich sichtbar werden. Deshalb bringt es auch nichts, wenn sich Übergewichtige Bauchfett absaugen lassen. Denn es umklammert die inneren Organe im Bauchraum und da kommt selbst der beste Schönheitschirurg nicht ran.

Neueste Studienergebnisse sollten Motivation genug sein, das Bauchfett abzubauen. Schon ein Zentimeter weniger Bauch reduziert das Risiko an Diabetes und Bluthochdruck zu erkranken oder einen Herzinfarkt oder Schlaganfall zu erleiden um fünf Prozent. Das bedeutet statistisch eine Steigerung der Lebenserwartung um ein Jahr. Mit der Reduktion von Bauchfett reduziert sich auch die Gefahr von Herz-Kreislauf-Erkrankungen und Diabetes Typ 2. Hier geht es

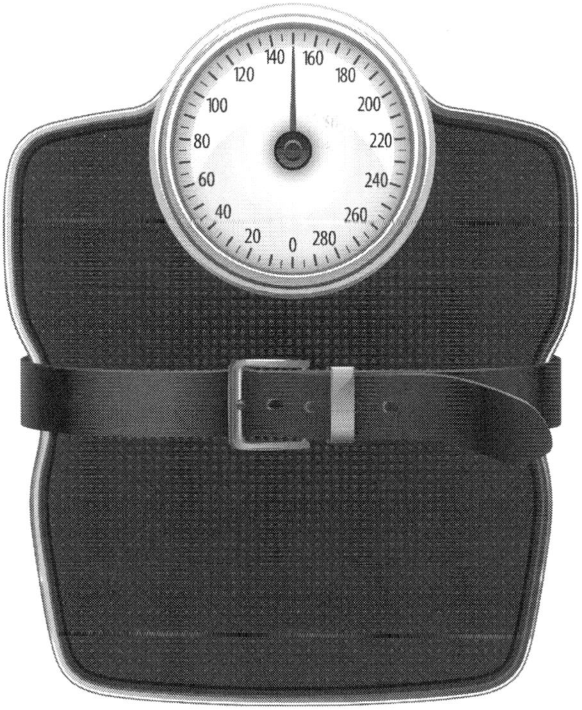

also nicht darum, wie viel Übergewicht abgenommen wird, sondern in welcher Körperregion. In diesem Fall ist es nötig, am Bauch Fett abzunehmen. Außerdem kann sich sicher jeder bildlich vorstellen, dass ein vorgewölbter Bauch die Körperstatik völlig verändert. Es kommt zu einem verstärkten Hohlkreuz und zwangsläufig zu Rückenbeschwerden. Die in diesem Buch vorgestellten Programme sind eine wertvolle Hilfe bei der Fettabnahme. Der Wunsch nach einem flachen Bauch und einer straffen Körpermitte ist also nicht nur als Modezwang abzutun, sondern zu viel Bauch und zu viele Pfunde sind in mehrfacher Hinsicht einfach ungesund.

Bauchfett und Stress

Mittlerweile weiß man aber auch, dass der Faktor Stress beim Bauchfett eine nicht zu unterschätzende Rolle spielt. Bei Stress schüttet der Körper Cortisol und Adrenalin aus, was uns evolutionsbedingt bereit für den Kampf oder die Flucht machen soll. In der heutigen Zeit leben viele von uns im Dauerstress. Wir müssen aber nicht mehr kämpfen oder flüchten, sondern bleiben am Schreibtisch kleben. Die „Stressenergie" Glukose und Fett kann sich daher am Bauch festsetzen.

Deshalb sollten Sie sowohl den Body-Mass-Index (BMI) als auch die sogenannte Waist-to-hip-ratio messen. Der BMI errechnet sich aus dem Körpergewicht in Kilogramm geteilt durch die Körpergröße in Metern zum Quadrat. Er liegt idealerweise zwischen 20 und 25. Er darf ein klein wenig höher liegen, aber nur, wenn sich das Fett gut im Körper verteilt. Bei der Waist-to-hip-ratio handelt es sich um den Taillenumfang dividiert durch den Hüftumfang in Zentimetern. Dieser Wert gibt das Verhältnis von Taille zu Hüfte an. Bei Männern sollte dieser Wert kleiner als 1, bei Frauen kleiner als 0,85 sein. Liegt der Wert darüber und leidet man darüber hinaus an Übergewicht, ist das Risiko für Herz-Kreislauf-Erkrankungen erhöht.

INFO

Bauchumfang messen

Frauen sollten höchstens 88 Zentimeter Bauchumfang haben, Männer nicht mehr als 102. Wer zu Hause seinen Bauchumfang bestimmen möchte, sollte dies möglichst morgens vor dem Frühstück tun, und sich vor einen Spiegel stellen, um gerade zu stehen. Halten Sie ein Maßband ungefähr in Höhe des Bauchnabels. Ziehen Sie das Band einmal um den Bauch herum. Atmen Sie leicht aus. Legen Sie das Maßband so an, dass die Schrift nach oben zeigt, dann können Sie das Ergebnis leichter ablesen. Wenn Sie Ihre waist-to-hip-ratio und Ihren Body-Mass-Index (BMI) kennen, wissen Sie dann genau, ob und wie viel Sie abnehmen sollten.

Fertiggerichte

Es ist ziemlich traurig, aber leider Realität. Die meisten Menschen wissen gar nicht mehr, wie gut natürliche Lebensmittel schmecken können. Schuld daran ist das heutige Überangebot an Fertiglebensmitteln. Es war eine echte Sensation als 1889 die erste Tütensuppe der Welt auf den Markt kam. Mittlerweile ist das bequeme Kochen aber gängige Praxis. Wer will, kann heute ohne jede Kochkunst ganze Menüs aus der Schachtel zaubern. Kaum ein Haushalt, der nicht zumindest ausnahmsweise zu vorgefertigten Produkten greift. Durchschnittlich mehr als 600 Euro geben die Bundesbürger für Convenience-Food aus, Tendenz steigend. Zwei Drittel aller Nahrungsmittel werden inzwischen schon industriell hergestellt. Damit sie lecker sind, lange frisch bleiben und wenigstens ansatzweise nach dem schmecken, was die Verpackung verspricht, greifen die Hersteller tief in den Chemiekasten. Bis zu 320 Zusatzstoffe kommen in industriell hergestellten Lebensmitteln zum Einsatz, hat die Verbraucherschutzorganisation Foodwatch ermittelt. Da ist es für Otto-Normalbürger nahezu unmöglich, den Überblick zu behalten. Wer weiß schon, dass sich hinter der berühmten E-Nummer auf der Inhaltsbeschreibung der Verpackung Geschmacksverstärker, Aromen, Antioxidationsmittel und Süßungsmittel verstecken, deren gesundheitliches Risiko kaum jemand abschätzen kann. Es verwundert kaum, dass sich die Zahl der Nahrungsmittelallergiker in den letzten 20 Jahren verdreifacht hat. Schon 2,5 Millionen Menschen sind betroffen, weil sie plötzlich mit Stoffen konfrontiert werden, die der Körper nicht kennt. Und die Auslöser zu finden ist extrem schwierig.

Deshalb hier ein kurzer Überblick:

- **Stabilisatoren** Erhalten die Stabilität, Struktur und Farbe von Lebensmitteln. Dazu gehören Verdickungsmittel (E 412), Gelier- und Feuchthaltemittel (E 420). Wirken selten allergen, rufen gelegentlich Durchfall und Blähungen hervor.

- **Geschmacksverstärker** Betonen den vorhandenen Geschmack und regen den Appetit an. Wohl am bekanntesten ist das allergieauslösende Glutamat.

- **Aromen** Erzeugen in vielen verarbeiteten Lebensmitteln den typischen Geschmack. Bei natürlichen Aromen muss das Ausgangsprodukt pflanzlicher oder tierischer Herkunft sein. Naturidentische oder künstliche Aromen sind rein chemisch. Gelten als unschädlich, wenn gesetzliche Höchstmengen eingehalten werden. Sonst drohen Magen-Darm-Beschwerden.

- **Antioxidationsmittel** Verlängern die Haltbarkeit. E 220, E 228, E 310, E 311 und E 312 können Allergien auslösen und das Immunsystem beeinträchtigen.

- **Süßungsmittel** Ersetzen immer öfter den Zucker, regen aber auch die Insulinproduktion an und machen so Appetit. Gelten in Maßen genossen als unbedenklich.

- **Verdickungsmittel** Geben Saucen ihre sämige Konsistenz. Können Blähungen verursachen.

Richtig kauen

Ein weiteres Problem bei künstlich aufgepeppten Speisen ist der Geschmacksverlust beim Kauen. Je länger man kaut, desto schlechter wird der Geschmack. Also schluckt man das Essen rasch herunter. Anders ist das bei natürlichen Lebensmitteln, wie beispielsweise Obst, Gemüse, Getreideprodukten und guten Fleisch- und Fischprodukten. Je länger qualitativ hochwertige Ware gekaut wird, desto besser schmeckt sie. Am besten nehmen Sie immer kleine Bissen, die Sie im Mund mit der Zunge bewusst spüren. Einige Male kauen und dann in kleinen Anteilen herunterschlucken. Anfänger müssen sich darauf erst noch konzentrieren, doch schon nach kurzer Zeit geht das ganz automatisch. Durch das bewusste Kauen von Obst und Gemüse entfaltet sich auf der Zunge eine echte Geschmacksexplosion. Die zuvor beliebten Fertig- und Fast-Food-Gerichte dagegen sind plötzlich ungenießbar. Auch die Weiterverdauung funktioniert besser. Denn schon beim Kauen des ersten Bissens werden spezielle Empfängerzellen in der Mundschleimhaut aktiv, und befehlen der Bauchspeicheldrüse einen optimal zusammengesetzten Verdauungssaft zur Verfügung zu stellen. Hinzu kommt: Der Blutzuckerspiegel bleibt auf Normalniveau, der Körper muss nicht mehr soviel Insulin ausschütten. Das Abnehmen fällt leichter und die Gefahr an Diabetes zu erkranken sinkt deutlich. Das sind doch tolle Aussichten.

Mit allen Sinnen genießen

Der Geschmack bestimmt natürlich auch unser Essverhalten. Das ist eine unumstößliche Regel. Fazit: Keine noch so gute Ernährungsempfehlung ist durchzuhalten, wenn sie einem nicht schmeckt. Daher sind nicht nur Crash-Diäten zum Scheitern verurteilt, sondern auch alle Abnehmprogramme, die zu einseitig sind. Wer will sich schon mit Kohlsuppe oder Ananas quälen, wenn man die Sachen partout nicht mag? Egal, wie schnell die Pfunde purzeln. Und Sie wissen ja mittlerweile, warum die Waage weniger anzeigt. Es ist nicht das geschmolzene Fett, sondern der massive Wasserverlust, der einem den Erfolg vorgaukelt. Glücklicherweise passt Genießen und vernünftig Essen sehr gut zusammen.

Gute Produkte

Ein ganz wichtiger Schritt ist es deshalb, sich mal Gedanken darüber zu machen, woher bestimmte Lebensmittel kommen, wie gut sie sind, wie sie hergestellt wurden. Denn nur dann kann man auch mittelmäßiges Essen von gutem unterscheiden. Natürlich stellt sich dann die alles entscheidende Frage, ob gutes Essen nur etwas für Besserverdienende ist? Die Antwort ist ein klares Nein! Denn es ist vielmehr eine Frage der Prioritäten. Für Flachbildschirme, die neuesten Handys und Computerspiele ist ja auch Geld da. In keinem Land in Westeuropa wird so wenig Geld für Essen ausgegeben, wie in Deutschland. Stattdessen sind wir dabei, mäßiges Essen aufzumotzen, etwa mit einer tollen Tischdekoration. Der Hafenarbeiter in Venedig weiß genau, dass die schrumpelige Tomate zwar nicht so gut aussieht, aber hervorragend schmeckt. In Deutschland käme niemand auf die Idee, sie überhaupt zu kaufen. Das gilt auch für andere Gemüsesorten, etwa eine Zucchini. Nur wenn sie die Größe einer Keule hat, landet sie im Einkaufskorb. Dass sie dann schmeckt wie ein nasser Schwamm, scheint niemanden zu stören. Wie schade, denn damit bringen wir uns um tolle Geschmackserlebnisse. Nicht zu vergessen die regelmäßigen Skandale, weil Produkte mit Pestiziden belastet sind.

Unser Tipp: Seien Sie wählerisch. Kaufen Sie möglichst natürliche Produkte, am besten vom Markt. Tauschen Sie sich mit Freunden aus. Wo gibt es gutes Obst und Gemüse, wo Brot- und Backwaren ohne Zusatzstoffe? Wer Fleisch isst, sollte dieses beim Metzger um die Ecke kaufen. Dort ist die Qualität nachweislich am besten. Die meist sehr billigen Fleisch- und Wurstwaren in Supermärkten sind nicht selten mit Chemikalien und Medikamenten belastet. Anders könnten die Tiere in den viel zu engen Ställen gar nicht überleben.

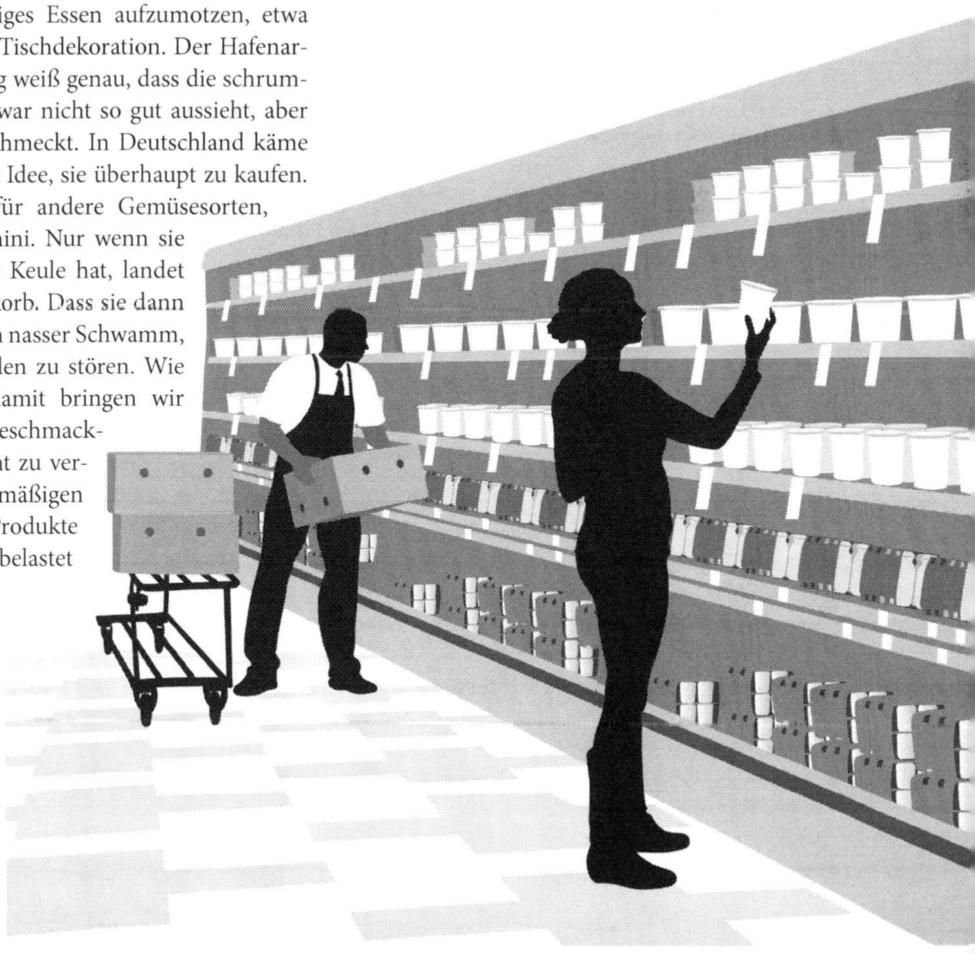

Essen und Seele

Nun gibt es immer wieder Situationen, in denen wir uns verführen lassen – von Schokolade und Gummibärchen oder Pommes und Pizza. Denn es ist nun mal leider so, dass die Nahrungsaufnahme nicht nur bloße Energiezufuhr ist. Die Seele isst immer mit und hat leider allzu oft sehr großen Hunger. Das gilt übrigens nicht nur für Menschen, die ein paar Pfunde zu viel mit sich herumschleppen. Auch bei schlanken Personen sind Essen und Gefühle eng miteinander verzahnt. Sobald ein fetter Käsehappen, ein saftiges Stück Steak oder zart schmelzende Eiscreme im Mund landet, wird eine ganz spezielle Reaktionskaskade in Gang gesetzt. Auf unseren Lippen und vor allem auf der Zunge sitzen unzählige Geschmacksknospen, die direkt mit dem zentralen Nervensystem verbunden sind. Es kommt zur Freisetzung des Glückshormons Serotonin. Kein Wunder also, dass man von den kalorienreichen Sünden immer mehr haben will. Es macht schließlich ein gutes Gefühl.

Besonders ausgeprägt ist die Verbindung von Nahrungsaufnahme und Emotionen bei den Menschen, deren Eltern das Essen als Erziehungsmaßnahme genutzt haben – meist ohne zu wissen, was sie damit anrichten. Zuwendung und Zärtlichkeit, Wärme und Aufmerksamkeit werden durch Brei und Leckerlis befriedigt. Das hat zur Folge, dass man sich auch im Erwachsenenalter mit Essen tröstet, wenn positive Gefühle fehlen. Das Essen wird so zum Stimmungsaufheller. Viele kennen das sicherlich aus eigener Erfahrung. Wenn Sie unter Stress stehen, Frust oder Ärger haben, trauern oder unter Einsamkeit leiden, greifen Sie in die Süßigkeitenkiste. Das geht übrigens nicht nur Frauen so. Die Ursache dafür ist im Gehirn zu finden. Jede seelische Dauerbelastung führt zu einer Veränderung des Hirnstoffwechsels. Unsere Denkzentrale verlangt in Krisensituationen vermehrt nach Futter, ist dabei aber nicht in der Lage, die Körperreserven anzuzapfen. Also bleibt dem Gehirn nichts anderes übrig, als den Wunsch nach Nahrungsaufnahme zu steigern. Leider zeigt sich dieses fatale Wechselspiel dann schnell auf der Waage und ist die Ursache für das Scheitern vieler Diäten. Es ist aber definitiv besser, sich nicht mit Essen zu belohnen. Statt etwas Süßes zu naschen, sollten Sie sich etwas Schönes gönnen, vielleicht eine neue CD oder was Nettes zum Anziehen. Nicht selten verwechselt man Hunger auch mit Durst. Achten Sie deshalb darauf, ausreichend zu trinken, denn es trägt wunderbar zum Sättigungsgefühl bei. Und wenn es gar nicht anders geht: Dann kaufen Sie sich eine hochwertige und teure Schokolade, die Sie dann ganz bewusst essen.

Sehr hilfreich ist auch eine Bestandsaufnahme der eigenen Schlemmerfallen. Esse ich vielleicht aus purer Langeweile oder Einsamkeit? Überkommt mich die Knabberlust, weil ich unangenehme Dinge vor mir herschiebe? Wer diese Fragen mit Ja beantwortet, kann ganz leicht Abhilfe schaffen. Wer unter Langeweile oder Einsamkeit leidet, sollte sich während der ersten Abnehmphase zum Kino oder Sport verabreden. Und unangenehme Dinge erledigen Sie am besten sofort und vollständig. Denn jede Unterbrechung vermindert die Gewöhnung und fügt uns dann noch größeres Leid zu, wenn wir zu der Tätigkeit wieder zurückkehren. Ganz wichtig ist es auch, Stress abzubauen, denn wer unter Druck steht, isst auch mehr.

Und noch ein Tipp: Untersuchungen haben gezeigt, dass es deutliche Unterschiede beim Lebensmitteleinkauf gibt zwischen Menschen, die gerade etwas gegessen haben und Menschen, die Hunger haben. Bei den Hungrigen landet viel mehr im Einkaufskorb. Deshalb sollten Sie immer nur satt einkaufen. Denn die findigen Nahrungsmittelhersteller lassen sich so einiges einfallen, um unsere Sinne zu verwirren. In den Schaufenstern der Dönerläden lockt der Anblick saftiger Fleischspieße, durch Supermärkte weht der Duft frisch gebackener Brötchen. Wer satt einkaufen geht, widersteht kalorienreichen Verlockungen.

Stolpersteine zum Wunschgewicht

„Ich nehme einfach nicht ab, dabei habe ich heute fast gar nichts gegessen." Kommt Ihnen dieser Satz bekannt vor? Studien haben gezeigt, dass das in den meisten Fällen sogar stimmt. Es trifft aber fast immer nur auf die Hauptmahlzeiten zu. Zwischendurch wird dann nämlich tüchtig zugeschlagen. Untersuchungen mit mehreren tausend Übergewichtigen haben nachweisen können, dass viele Menschen furchtbar erschrocken sind, wenn sie einmal ein Tagebuch führen und aufschreiben, was sie täglich tatsächlich verzehren. Deshalb hier ein paar Tipps, die Sie beachten sollten:

- **Griffbereite Naschereien:** Als besonders tückisch erweisen sich Naschereien, die stets griffbereit sind. Die Keksdose auf dem Tisch oder die Schokolade auf dem Beistelltisch am Fernseher. Durch die Ablenkung der Flimmerkiste scheinen die Leckereien wie von Zauberhand zu verschwinden. Verzichten Sie also schon beim Einkauf auf kalorienreiche Lebensmittel. Was nicht erreichbar ist, wird auch nicht verzehrt.

- **Stressesser:** Es gibt Menschen, die in stressigen Zeiten vom Fleisch fallen, weil sie einfach gar nicht daran denken, etwas zu essen. Oft ist aber das Gegenteil der Fall. Viele Menschen mutieren in stressigen Perioden zu Frustfressern und futtern sich Kummerspeck an. Die beste Gegenmaßnahme ist ein Plus an Bewegung.

- **Zu wenig Schlaf:** Es gibt mittlerweile mehrere Studien, die beweisen, dass Menschen, die zu wenig oder schlecht schlafen zu Übergewicht neigen. Ein Grund dafür ist, dass sie oft nachts den Kühlschrank leer essen. Erstaunlich ist aber auch, dass gute Schläfer bei gleicher Kalorienzufuhr schlanker bleiben. Warum das so ist, wissen Forscher noch nicht. Es gibt die Theorie, dass sich der Stoffwechsel durch den Schlafmangel verstärkt. Auch wichtige Regenerationsprozesse im Schlaf verbrauchen mehr Energie. Schlafstörungen sollte man unbedingt ernst nehmen. Regelmäßige Schlafzeiten und Rituale, keine fettige Nahrung am Abend, möglichst kein oder nur sehr wenig Alkohol tragen zu besserem Schlaf bei. Und natürlich ein gutes und rückenfreundliches Bett!

- **Unterschätzter Alkohol:** Der Genuss alkoholischer Getränke kann das Abnehmen deutlich beeinträchtigen. Das gilt insbesondere für Bier und Wein. Bei beiden handelt es sich nicht nur um flüssige Kalorienbomben – 0,3 Liter Bier haben 126 Kalorien, 0,2 Liter Weißwein 138 Kalorien und 0,2 Liter Rotwein 156 Kalorien – Alkohol regt auch den Appetit an. Und in weinseliger Stimmung hat kaum jemand im Blick, wie viel Käse und Brot er nebenbei verspeist. Hinzu kommt, dass Alkohol im Blut die Fettverbrennung blockiert. Er kann die lästigen Polster also geradezu konservieren. Deshalb sollten Sie in der ersten Phase des Abnehmens möglichst ganz auf Alkohol verzichten oder den Konsum zumindest auf ein Minimum halten. Am Wochenende mal ein Gläschen Wein ist ab und zu erlaubt. Auch eine Weinschorle, ein Radler oder Alsterwasser ist nicht verboten, da sie weniger kalorienreich sind. Die zusätzlich aufgenommen Kalorien sollten Sie dann aber durch ein Plus an Bewegung möglichst wieder verbrennen.

- **Essen in Gesellschaft:** Eine im Jahr 2008 veröffentlichte Studie brachte ein erstaunliches Phänomen zutage: Partner passen sich beim Essverhalten aneinander an. Aber leider in die verkehrte Richtung. Derjenige mit der größeren Kalorienzufuhr gibt den Ton an. Außerdem werden viele junge Eltern zu Resteverwertern ihrer Sprösslinge. Da verzehrt man gern mal schnell noch den halben Teller Brei zusätzlich zur Mahlzeit. Partnerschaften können aber auch die Aktivitäten beflügeln. Am besten Sie führen Ihre Fitness-Programme zu zweit durch. Auch sportliche Aktivitäten machen dann doppelt so viel Spaß. Bei Einladungen geht es oft nicht anders. Da können Sie den Gastgeber schlecht bitten, speziell für Sie zu kochen. Oder vielleicht doch? Kommt darauf an. Aber Sie wissen ja, dass ab und zu Sünden durchaus erlaubt sind. Auf ein geselliges Beisammensein müssen Sie also nicht verzichten.

- **Essen genießen:** Ein ganz wichtiger Hinweis in Sachen Ernährung hängt mit dem Zeitfaktor zusammen. Es ist nämlich wichtig, dass Sie nicht in die Zeitfalle tappen. Nach wie vor heißt es in vielen Ratgebern, dass das Sättigungsgefühl nach etwa 20 Minuten einsetzt. Leider ist das nicht ganz richtig, wie neue Studien zeigen. Meist dauert es nämlich 30 bis 60 Minuten. Deshalb sollten wir es so machen wie die Franzosen. Sie genießen das Essen und lassen sich viel Zeit. Wer zum hastigen Essen neigt, sollte genug Zeit für jede Mahlzeit einplanen. Um das Esstempo zu verlangsamen, hilft jede Form von Ablenkung, die dazu führt, dass Figurbewusste das Besteck kurz beiseite legen und pausieren – also zum Beispiel das angeregte Gespräch mit einem Kollegen. Eine weitere sehr gute Methode, um Hungerfallen zu entgehen, sind kleinere Teller. Sie sind schneller vollgepackt und suggerieren so ein sehr viel üppigeres Mahl. Schüsseln mit Fleisch, Kartoffeln oder anderen Lebensmitteln sollten besser nicht auf dem Tisch stehen. Denn wenn man aufstehen muss, um sich Nachschlag zu holen, muss man kurz darüber nachdenken, ob man wirklich noch mehr essen will.

Lieber 3 x täglich

Fünf Mahlzeiten täglich – so hieß lange Zeit die Empfehlung der Ernährungswissenschaftler. Doch heute setzt sich mehr und mehr die Erkenntnis durch, dass drei Mahlzeiten am Tag besser sind. Denn nur dann kann sich die Bauchspeicheldrüse auch mal ausruhen. Warum das für das kleine Organ so wichtig ist, haben Forscher mittlerweile geklärt: Verdaut der Körper einfache Kohlenhydrate, schüttet die Bauchspeicheldrüse vermehrt Insulin aus, um den Abbau des Zuckers voranzutreiben. Insulin wirkt währenddessen auf die Fettzellen wie eine Art „Masthormon", das zwar leicht Fett in die Depots einschleust, sie aber nicht wieder raus lässt. Die Insulinfalle wirkt besonders effektiv, wenn man, wie in der deutschen Küche üblich, Kohlenhydrate zusammen mit Eiweiß und Fett verspeist. Auch Alkohol behindert nicht nur die Fettverbrennung, sondern zudem den Abbau von Insulin. Läuft die Bauchspeicheldrüse also dauernd auf Hochtouren, um in ständiger Mobilmachung Insulin zur Zuckerverwertung zu liefern, verursacht das nur äußerst schwer zu widerstehende Heißhungerattacken. Vor allem die in Cola, Keksen, Pizza und Pommes enthaltenen Kohlenhydrate erzeugen ein unwiderstehliches Verlangen nach mehr. Sie sind besonders stark aufgeschlossen und gelangen schon nach sehr kurzer Zeit als Zucker ins Blut. Diesem fatalen Wechselspiel kann man nur entgegentreten, wenn man sich weitestgehend an unverarbeitete Lebensmittel, frisches Obst und Gemüse hält – also Pellkartoffeln statt Pommes, mageres Schweinefleisch statt Mettwurst, Tomatensalat statt Ketchup.

Vorsicht vor Superportionen

Super-Sizing heißt die neueste Strategie der Lebensmittelhersteller. Beispiele gibt es mittlerweile genug: So ist die normale Tüte Gummibärchen in den vergangenen Jahren von 100 Gramm auf 300 Gramm gewachsen. Kartoffelchips werden mittlerweile in riesigen Kartons, Cola und Fanta in Kinos im Literbecher angeboten. Und die obligatorische Tüte Popcorn wird in Bechern angeboten, die locker auch als Putzeimer durchgehen würden. Hier gibt es nur einen Rat: Nachdenken und Selbstbeherrschung: Wer weiß, dass er eine angebrochene Tüte Chips nicht eher in Ruhe lässt, bis sie vollständig verputzt ist, tut sich mit den verhältnismäßig günstigen Großpackungen keinen Gefallen. Besonders schwer haben es die Menschen, die von frühester Kindheit an gelernt haben, den Teller leer zu essen. Sie sollten sich dieses Verhaltensmuster unbedingt abgewöhnen. Tipp von Experten: Immer das Beste zuerst essen und beim Einsetzen des Sättigungsgefühls den Rest stehen lassen.

Ernährungsplan für den Rücken

Jetzt möchten wir in diesem Kapitel noch einmal etwas genauer auf den Rücken eingehen. Wir können es nicht oft genug wiederholen: Nur ein starkes Muskelkorsett schützt am besten vor Rückenschmerzen. Und ein starkes Muskelkorsett besitzt nur, wer sich regelmäßig bewegt und Sport treibt (siehe Kapitel 2). Die richtige Ernährung kann den so wichtigen Muskelaufbau aber aktiv unterstützen. Was der Körper dazu braucht, sind Proteine. Sie sind die Bausteine des Lebens und sollten 15 bis 20 Prozent der täglichen Nahrung ausmachen. Sowohl tierische als auch pflanzliche Quellen sind wertvolle Lieferanten. Eine optimale Versorgung erzielt man durch eine geschickte Kombination aus beidem, wobei der pflanzliche Anteil jeweils größer sein sollte. Besonders günstige Eiweißkombinationen sind Kartoffeln mit Ei, Vollkornbrot mit Käse, Hafer und andere Getreideflocken mit Milch, Hülsenfrüchte mit Fisch oder Fleisch, Bohnen mit Vollkorngetreide, Mais mit Bohnen oder Milchprodukten.

Knochen brauchen Kalzium

Kalzium spielt während des gesamten Lebens eine tragende Rolle für die Stabilität der Knochen. Für einen möglichst effizienten Knochenaufbau in der Jugend, aber auch zur Vermeidung des raschen Abbaus im Alter lohnt sich der tägliche Genuss von Milch, Käse und Co. für Jung und Alt. Rund 1.000 bis 1.500 Milligramm pro Tag sollten es sein. Schon ein halber Liter Milch liefert 600 Milligramm, ein Becher Joghurt 300 Milligramm. Bergkäse, Emmentaler und Edamer stecken ebenfalls voller Kalzium. Wer keine Milchprodukte mag, sollte mit seinem Arzt besprechen, ob es nicht sinnvoll wäre Kalziumpräparateeinzunehmen. Wichtig: Der Körper kann Kalzium nur dann verwerten, wenn ausreichend Vitamin D zur Verfügung steht. Da der Körper dieses Vitamin über die Haut produziert, sollte man sich häufig im Freien aufhalten. Auch Vitamin K hilft dem Körper bei der Kalziumverwertung. Es steckt zuhauf in Gemüse und fluoridiertem Salz. Tipp: Auch manche Mineralwässer haben einen hohen Kalziumgehalt. Hier lohnt sich ein Blick auf das Etikett.

Bandscheiben lieben Flüssigkeit

Die Bandscheiben sind die größten, nicht durchbluteten Organe im Körper. Sie nehmen die Nährstoffe wie ein Schwamm aus der Umgebung auf, deshalb benötigt der Körper, wie ja schon ausgeführt, viel Flüssigkeit. Am besten kohlensäurehaltiges Mineralwasser oder Apfelsaftschorle, da diese Getränke von den Zellen am besten aufgenommen und verarbeitet werden. Geheimtipp ist Tomatensaft: Die in der roten Frucht enthaltenen Mineralstoffe (z.B. Kalium) sorgen für eine erhöhte Stoffwechselaktivität. Eine entsprechende Ernährung kann diesen Prozess ebenfalls unterstützen. Zu den mineralhaltigsten Lebensmitteln gehören Bananen, Tomaten, Zitrusfrüchte, Mandeln, Nüsse, Karotten und Oliven. Viele wertvolle Vitamine finden sich in Leber, Karotten und Hering sowie hochwertigem Pflanzenöl, grünem Blattgemüse und Naturjoghurt, den man mit Obst kombinieren kann.

Die wichtigsten Abnehmtipps

Hier noch einmal die wichtigsten Tipps in Kürze:

- Führen Sie ein Tagebuch, beobachten Sie sich selbst. Lassen Sie den Tag abends Revue passieren. Was hat gut geklappt, wo muss ich aufpassen?

- Gewicht am Anfang der Woche aufschreiben, nicht jeden Tag wiegen, nur einmal pro Woche.

- Habe ich genug Obst und Gemüse gegessen? Habe ich genug Wasser getrunken?

- Trinken Sie vor jeder Mahlzeit ein Glas Wasser. Das kurbelt zum einen den Stoffwechsel an und hat zum anderen einen nicht zu unterschätzenden sättigenden Effekt.

- Wenn der Tag gut gelungen ist, sich selbst ein Sternchen aufmalen. Für fünf Sternchen eine Belohnung ausdenken, die nicht mit Essen zu tun hat, z.B. ein gutes Buch kaufen, ins Kino gehen, in die Sauna gehen.

- Gut auch: Zu zweit abnehmen, sich gegenseitig motivieren.

- Täglich 400 Gramm Gemüse und 200 Gramm Obst, und wer möchte darf sogar noch mehr davon essen. Obst bringt den Stoffwechsel in Ordnung und stärkt das Immunsystem, Gemüse enthält viele Ballaststoffe, viele Vitamine und viele sekundäre Pflanzenstoffe bei geringem Kaloriengehalt.

- Jahreszeitlich essen, z.B. im Winter Kohlgemüse und Wintersalat, im Sommer viel heimisches Obst und frisches Grün.

- Statt Fastfood besser die Brotdose füllen oder ein Stück Obst oder Joghurt mitnehmen.

- Hochwertige Pflanzenöle verwenden. Besonders wertvoll sind Rapsöl, Olivenöl, Sojaöl (auch gut für Kurzgebratenes).

- Für Brotaufstrich: Butter und Margarine dünn bestreichen beziehungsweise Halbfettbutter oder Halbfettmargarine essen, ersatzweise Schmand, Geheimtipp; Tomatenmark.

- Es gilt: die Scheibe Brot dicker, den Brotbelag dünner.

- Aufschnitt möglichst sparsam verwenden.

- Nehmen Sie fettarmen Käse (ideal sind Hüttenkäse, Käse mit Fett i.. Tr. 30 %), Quark oder Wurstscheiben nehmen.

- Entscheiden Sie sich für fettarmen Wurstaufschnitt wie Bierschinken, Kassler oder Lachsschinken nehmen.

- Kaufen Sie nur echtes Vollkornbrot (manche Bäcker mischen Sirup unter das Brot, damit es die dunkle Farbe erhält). Reformhäuser und Bioladen bieten die meisten unterschiedlichen Sorten an. Es müssen keine ganzen Körner zu sehen sein und das Brot muss auch nicht ganz dunkel sein. Rechtlich vorgeschrieben ist für Brot, das die Verkehrsbezeichnung Vollkornbrot trägt, die Herstellung aus 90 Prozent Vollkornmehl. Begriffe wie Mehrkornbrot oder Dreikornbrot weisen nur auf die verschiedenen Getreidearten hin. Entscheidend ist, dass das ganze Korn mit allen Schichten vermahlen und weiterverwendet worden ist. Nur dann ist auch achtmal so viel Vitamin B1 und zweieinhalb

Mal soviel an Ballaststoffen enthalten. Der große Vorteil des Vollkorns: Es macht länger satt und die Blutzuckerkurve wird stabil gehalten. Ballaststoffe bewirken, dass der Stärkezucker langsamer abgebaut und damit langsamer in die Blutbahn gelangt. Durch den Verzehr von reichlich Ballaststoffen kann der Cholesterinspiegel gesenkt werden. Ballaststoffe enthalten keine Kalorien und kommen nur in pflanzlichen Lebensmitteln (Gemüse, Obst, Hülsenfrüchte, Getreide) vor.

Die besten Tipps für die Kantine

- Trinken Sie auch hier ein Glas Wasser vor dem Essen.

- Essen Sie eine große Portion Rohkost-Salat vorweg mit wenig Essig-Öl-Dressing, gut kauen.

- Wählen Sie das Hauptgericht mit der größten Gemüseportion.

- Schneiden Sie den Fettrand bei Fleischstücken ab.

- Ist die angebotene Soße sehr fett, dann reicht auch eine kleine Portion.

- Bei Desserts diejenigen mit Obst bevorzugen.

Tipps für den Lebensmitteleinkauf

- Kaufen Sie für jeden Tag 400 Gramm Gemüse und mindestens 200 Gramm Obst ein.

- Gehen sie nur satt einkaufen.

- Schreiben Sie einen Einkaufszettel.

- Meiden Sie die Süßigkeiten und Keksregale.

- Lassen Sie sich nur dünne Käsescheiben verkaufen.

Zeitmanagement beim Selberkochen

- Kochen Sie möglichst immer mehrere Portionen. Was übrig bleibt, kann eingefroren werden. Wenn die Speisen schnell heruntergekühlt werden und im Kühlschrank stehen, bleibt die Qualität weitestgehend erhalten.

- Salatsoße in größerer Menge zubereiten und im Kühlschrank aufbewahren; sie hält sich mehrere Tage.

Grundsätzliches zum Speiseplan

- Tiefkühlprodukte (ausgenommen Fertiggerichte) sind völlig okay.

- Bei Mehl möglichst Type 1050 und nicht 405 kaufen, noch besser ist Vollkornmehl.

- So wenig Zucker und Honig wie möglich.

- Frische Kräuter reichlich, Salz sparsam, Basilikum und Bohnenkraut sind magenfreundlich, Thymian unterstützt die Fettverdauung, Oregano fördert den Gallenfluss.

- Gemüse und Obst sollte möglichst frisch sein oder aus der Tiefkühltruhe.

- Selbstgemachte Dressings für Blattsalate erst unmittelbar vor dem Verzehr unter den Salat mischen.

- Fleischportionen klein halten. Als Grundregel gilt: zweimal die Woche Fisch, einmal die Woche Fleisch (wenn überhaupt), jeden Tag Gemüse und Obst sowie regelmäßig Salat.

Vegetarische Ernährung

Es ist längst kein Trend mehr, sondern eine echte Massenbewegung. Die Zahl der Menschen in Deutschland, die sich vegetarisch oder gar vegan ernähren, hat sich in den letzten 20 Jahren verzehnfacht. Inzwischen sind es, laut aktuellen Umfragen, etwa sieben Millionen Bundesbürger und täglich kommen neue Anhänger der fleischlosen Kost hinzu. Längst sind es auch nicht mehr nur ethische Gründe, warum sich immer mehr Menschen für eine Ernährungsumstellung entscheiden. Vegetarier, so beweisen immer mehr Studien, haben die besten Chancen auf ein langes und gesundes Leben. Ein aktuelles Beispiel: Britische Forscher der renommierten Universität von Oxford haben die Daten von 45.000 Engländern und Schotten ausgewertet, von denen 15.000 auf Fleisch und Fisch verzichten. Ergebnis: Vegetarier haben ein deutlich gesünderes Herz als die Fleischesser. Ihr Risiko für Herzerkrankungen sinkt um ein Drittel. Doch das ist längst nicht alles. Vegetarier sind deutlich seltener übergewichtig als die Durchschnittsbevölkerung. Ihr Erkrankungsrisiko für Typ-2-Diabetes ist um etwa die Hälfte verringert, sie haben niedrigere Blutdruckwerte und günstigere Blutfettwerte. Auch das Risiko an Krebs zu erkranken, sinkt laut einer aktuellen US-amerikanischen Studie um 18 Prozent gegenüber den Fleischessern. Darüber hinaus zeigen sich bei weiteren Erkrankungen, wie Gicht, rheumatoider Arthritis, Nierenerkrankungen, Divertikulose, Gallen- und Harnsäuresteinen sowie Grauem Star geringere Erkrankungsraten beziehungsweise therapeutische Erfolge.

Wie bei allen anderen Ernährungsformen aber auch, zeigen sich die vielen positiven Wirkungen nur dann, wenn man sich abwechslungsreich und vielseitig ernährt. Wer nur Fleisch weglässt und ansonsten viele stark verarbeitete Fertiggerichte und vegetarisches Fastfood konsumiert, kann nicht mit den oben beschriebenen gesundheitlichen Vorteilen rechnen. Eine gute Orientierung bietet dabei die Gießener vegetarische Ernährungspyramide. Grundlage sind, neben ausreichend Wasser als Flüssigkeitslieferant, täglich mindestens 400 Gramm Gemüse und 300 Gramm Obst, sowie zwei bis drei Mahlzeiten täglich, die Vollkornprodukte oder Kartoffeln enthalten. Als Eiweißlieferanten dienen neben dem Getreide vor allem Hülsenfrüchte, wie Erbsen, Kichererbsen, Bohnen und Linsen sowie Sojaprodukte wie Tofu und Tempeh. Ergänzt wird der vegetarische Speiseplan durch Nüsse, Ölsamen und pflanzliche Öle. Wichtig sind also vor allem frische und wenig verarbeitete Produkte. Neben reichlich Frischkost aus Gemüse und Obst sollte beispielsweise Vollkornmehl gegenüber Weißmehlprodukten bevorzugt werden, weil bei deren Herstellung keine wertvollen Vitamine, Mineral- und Ballaststoffe verloren gehen. Übrigens: Süßigkeiten sind erlaubt, sollten aber nicht allzu oft auf dem Speiseplan stehen. Verstummt sind mittlerweile die Kritiker, die lange behaupteten, eine vegetarische Ernährung führe zu Mangelerscheinungen. Wer sich abwechslungsreich und vollwertig ernährt, hat nichts zu befürchten. Vegetarier und Veganer sind sogar besser mit vielen Nährstoffen versorgt als die Durchschnittsbevölkerung. Das gilt für Vitamin C, Beta-Carotin, Folsäure, Magnesium, Ballaststoffe und sekundäre Pflanzenstoffe. Allerdings: Bei Eisen, Zink und Omega-3-Fettsäuren erfordert die vegetarische Ernährung etwas mehr Aufmerksamkeit. Bei Frauen im gebärfähigen Alter – sowohl bei Vegetarierinnen als auch bei Mischköstlerinnen – spielt Eisen eine besondere Rolle, bei Kindern und Jugendlichen außerdem Zink. Um die geringere

Eisenverfügbarkeit aus pflanzlichen Lebensmittel zu verbessern, ist es ratsam eisenreiche Lebensmittel wie Vollgetreide, Hülsenfrüchte und Nüsse mit Vitamin-C-reichen Lebensmitteln, wie Gemüse und Obst zu kombinieren. Gute Zinkquellen sind Kürbiskerne, Hülsenfrüchte und Vollkornprodukte, pflanzliche Omega-3-Fettsäuren finden sich besonders in Lein-, Hanf-, Walnuss- und Rapsöl sowie in Walnüssen. Wer nun selbst überzeugt ist, und sich ebenfalls fleischlos ernähren möchte, hat mehrere Möglichkeiten, damit der Umstieg optimal gelingt. In vielen Städten gibt es mittlerweile vegetarische Kochkurse und es gibt sehr gute Kochbücher. Es macht Spaß, neue Rezepte auszuprobieren und die Vielfalt der vegetarischen Küche zu entdecken. Man kann mit bisher nur selten verwendeten Lebensmitteln, wie Quinoa, Couscous, Buchweizen oder Kichererbsen, tolle Gerichte zaubern. Außerdem gibt es mittlerweile eine Vielfalt an Fleischalternativen wie Tofu, Tempeh und Seitan, die neue geschmackliche Erlebnisse bieten. Noch ein Tipp: Der Vegetarierbund Deutschland (VEBU) bietet einen „20-Tage-Veggie-Schnupperkurs“ an, bei dem man über 30 Tage von Experten kostenlos per E-Mail Infos zugesandt bekommt.

Vegane Ernährung

Noch weiter gehen Veganer, von denen es in Deutschland laut neuesten Schätzungen etwa 1,2 Millionen Menschen gibt. Sie verzichten vollständig auf tierische Produkte: keine Milch, keine Butter, keine Eier. Ernährungsmediziner sind sich aber heute einig: Es spricht trotzdem nichts dagegen, sich vegan zu ernähren. Veganer sind seltener übergewichtig und haben durch ihre fett- und cholesterinarme Ernährung ein geringeres Risiko an Diabetes, Bluthochdruck oder Herzleiden zu erkranken. Zahlreiche wissenschaftliche Studien stützen diese Aussage: Die sogenannte Attica-Studie der Universität Athen konnte das geringere Krebsrisiko von Veganern nachweisen. Eine Untersuchung an der berühmten Harvard-Universität zeigte die positiven Auswirkungen auf den Blutdruck. Nach Einschätzung der American Dietetic Association, dem US Pendant der Deutschen Gesellschaft für Ernährung, beugt vegane Ernährung Nierensteinen und entzündlichen Darmerkrankungen vor. Außerdem schützt sie vor Gicht und hilft bei Gelenkentzündungen. Wichtig natürlich auch hier: eine ausgewogene Kost. Pflanzliche Fette sind ähnlich hochwertig wie tierische Fette und sie decken den Bedarf problemlos. Das Gleiche gilt für pflanzliches Eiweiß. Auch dieses hat eine hohe biologische Wertigkeit, kann also vom Körper gut aufgenommen und verarbeitet werden. Ideal sind täglich mindestens 400 Gramm Gemüse und 200 Gramm Obst, dazu Kohlenhydrate aus Vollkorngetreide, Kartoffeln und Reis sowie ungesättigte Fette, beispielsweise aus Nüssen und hochwertigen Ölen und natürlich ausreichend Eiweiß, wie es in Hülsenfrüchten und Soja steckt. Nicht leugnen, lässt sich allerdings die Tatsache, dass eine rein vegane Ernährung durchaus zu Defiziten in der Nährstoffversorgung führen kann. Das gilt insbesondere für Vitamin B12. Deshalb sollten Veganer ihren Status wenigstens einmal im Jahr überprüfen lassen. Unser Körper benötigt zwar nur geringe Mengen dieses Vitamin, wenn es fehlt, kann es aber zu neurologischen

Problemen kommen. Dazu gehören Nerven- und Gefühlsstörungen sowie eine nachlassende Gedächtnisleistung. Bei Jugendlichen kann es zu Wachstumsstörungen führen. Vitamin B12 steckt vor allem in Leber, Lachs, Hering, Rind, Käse- und Milchprodukten, alles Lebensmittel, die für Veganer tabu sind. Tritt ein Mangel auf, sollte man sich deshalb entsprechende Präparate aus der Apotheke besorgen. Weitere Defizite kann es bei der Eisen-, Kalzium- und Vitamin-D-Versorgung geben. Auch hier ist es ratsam, regelmäßig die Werte von einem Arzt überprüfen zu lassen, um dann gegensteuern zu können. Wer sich trotzdem für eine vegane Ernährung entschließt, sollte sich gut darauf vorbereiten. Hilfreich sind Bücher, die in der Regel zahlreiche Rezepte enthalten, die eine ausgewogene Ernährung sicherstellen. Viele Supermärkte reagieren bereits auf den Trend und bieten Milch-, Ei- und Käseersatzprodukte an. Wer das Internet nutzt, findet dort zahlreiche vegane Onlineshops, die in der Regel Bioqualität anbieten. Eltern sollten aber wissen, dass eine vegane Ernährung für Säuglinge und Kleinkinder nicht zu empfehlen ist. Die Nährstoffversorgung reicht einfach nicht aus und es kann zu Wachstums- und Entwicklungsstörungen kommen.

Kapitel 5

Produkte mit dem AGR-Gütesiegel

Produkte mit dem AGR-Gütesiegel

Wir kommen nun zum letzten Kapitel dieses Ratgebers und wie schon zu Beginn erwähnt, geht es auf den folgenden Seiten um Produkte, die das heute sehr bekannte und vor allem auch sehr begehrte AGR-Gütesiegel erhalten haben. Was gar nicht so einfach ist, denn jedes mit dem AGR-Gütesiegel versehene Produkt muss einen strengen Zertifizierungsprozess durchlaufen. Es muss umfangreiche Kriterien erfüllen und so beschaffen sein, dass es die Wirbelsäule und den Bewegungsapparat optimal unterstützt. Mit anderen Worten: Das AGR-Gütesiegel bekommen nur solche Produkte, die das persönliche Umfeld rückengerechter gestalten und damit die Rückengesundheit fördern.

Nun fragen sich vielleicht manche, wer wir überhaupt sind und wie es schließlich dazu kommt, dass ein Produkt das AGR-Gütesiegel erhält. Deshalb zunächst ein wenig zu unserer Geschichte: Die AGR ist ein unabhängiger Verein und wurde 1995 als sogenannte Non-Profit-Organisation gegründet. Mitglieder unseres Vereins sind ausschließlich Angehörige medizinischer und therapeutischer Berufsgruppen, also Ärzte und Therapeuten, sowie Praxen und Kliniken. Von Anfang an kooperieren wir mit unterschiedlichen medizinischen Fachrichtungen und deren Verbänden. Daraus entstanden ist eine einzigartige medizinische „Allianz gegen Rückenschmerzen“ von weit mehr als 150.000 Ärzten und Therapeuten. In den vergangenen 20 Jahren haben wir umfassende Erkenntnisse erworben und Informationen aus der medizinischen Fachwelt zusammengetragen und veröffentlicht. Dazu gehören auch die aktuellen Forschungsergebnisse aus den Bereichen der Orthopädie, der Physiotherapie, der Arbeitsmedizin, der Sportwissenschaft, der Psychologie und vieler anderer medizinischer Bereiche. Das macht die AGR zu einem speziellen Kompetenz- und Kommunikationszentrum, zu dessen Know-how jeder Zugang hat. Zu den vielen Kooperationspartnern gehören beispielsweise die beiden größten deutschen Rückenschulverbände, der Bundesverband deutscher Rückenschulen (BdR) e. V. und das Forum Gesunder Rücken - besser leben e. V. sowie viele namhafte medizinische Berufsverbände verschiedener Fachrichtungen, wie etwa der Berufsverband Deutscher Psychologinnen und Psychologen e. V. sowie viele namhafte medizinische Berufsverbände verschiedener Fachrichtungen, wie etwa der Berufsverband für Orthopädie und Unfallchirurgie e. V.

Mit dem AGR-Gütesiegel zeichnet ein unabhängiges, interdisziplinäres medizinisches Komitee vom Forum Gesunder Rücken sowie dem Bundesverband deutscher Rückenschulen beispielhaft Alltagsprodukte aus, die einem sehr umfangreichen medizinischen Kriterienkatalog gerecht werden. Die Produkte sind aus medizinischer Sicht für Menschen mit Rückenproblemen oder zur Vorbeugung besonders empfehlenswert. Das AGR-Gütesiegel wurde von ÖKO-TEST mit „sehr gut“ bewertet und von „Label online“ – einem Portal des Bundesverbandes „Die Verbraucher Initiative e. V.“ – mit der Bestnote „Besonders empfehlenswert“ ausgezeichnet. „Label-online“ wird mit Unterstützung vom Bundesumweltministerium, dem Umweltbundesamt und dem Bundesministerium für Ernährung und Landwirtschaft (BMEL) stetig erweitert, um- und ausgebaut. Somit ist das AGR-Gütesiegel für Verbraucher eine wichtige Orientierungshilfe, bei der Suche nach sinnvollen rückenfreundlichen Produkten und schützt vor teuren Fehlkäufen. Glücklicherweise ist das Angebot an rückengerechten Produkten mittlerweile sehr groß. Auf den nachfolgenden Seiten stellen wir Ihnen Sportgeräte, Fahrräder, Büromöbel, Autositze, Betten, Schuhe, Polstermöbel, Fernsehsessel, Produkte für die Gartenarbeit und Produkte für Industriearbeitsplätze vor. Außerdem möchten wir Ihnen ein Online-Fitness-Angebot näherbringen. Noch ausgiebigere Informationen zu den einzelnen Themenbereichen und Produkten erhalten Sie unter www.ruecken-produkte.de im Internet.

Sport und Fitness

Balancetraining

Wer das zweite Kapitel aufmerksam gelesen hat, und davon gehen wir aus, weiß ja schon um die Bedeutung des Balancetrainings und der Tiefenmuskulatur des Rückens.
Mit herkömmlichem Krafttraining lässt sich die Rückenmuskulatur nicht trainieren, wohl aber mit speziellen Trainingsgeräten. Zahlreiche Produkte von Airex und TOGU tragen das AGR-Gütesiegel.

Internettipp:
www.agr-ev.de/balancekissen

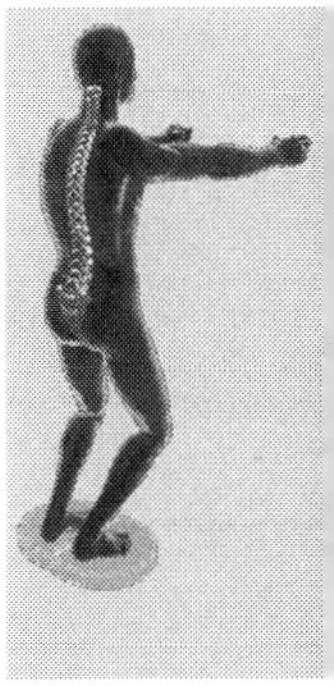

Schwingstäbe - Flexi-Bar + Bioswing

Es sind die Schwingungen, die so unendlich gut tun. Sie stärken den ganzen Körper, helfen bei Rückenschmerzen, schmelzen das Fett und verbessern die Muskelausdauer. Sobald der Stab schwingt, muss der Körper – vom Kopf bis zu den Zehen – versuchen, diese Schwingungen auszugleichen und das kommt vor allem der Tiefenmuskulatur zugute. Ausgezeichnet mit dem AGR-Gütesiegel sind zum einen die individuell einstellbaren Schwingstäbe Bioswing Improve 130 und 150. Oder aber der Flexi-Bar, ein 150 Zentimeter langer „Zauberstab“, der in vielen Fitnessstudios zum Einsatz kommt, aber auch bestens für ein Training zu Hause geeignet ist.

Internettipp: www.agr-ev.de/schwingstab

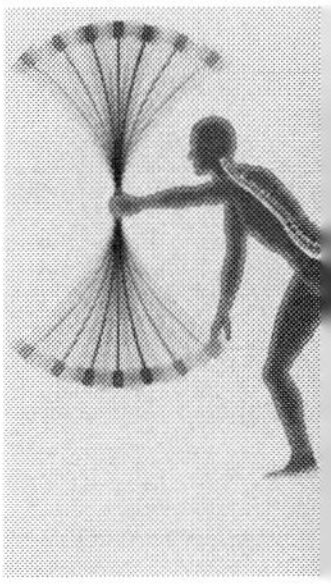

Slashpipe

Pfiffige Köpfe haben sich viele Gedanken gemacht und Trainingsgeräte konzipiert, mit denen sich das so wichtige Muskel-Nerven-Zusammenspiel optimal trainieren lässt. Ein besonders gelungenes Beispiel dafür ist die AGR-zertifizierte Slashpipe. Mit zwei für die Hände am Gerät angebrachten Schlaufen erlaubt sie zahlreiche Fitnessübungen im Stehen, Sitzen und Liegen. Klingt ganz einfach, doch die vielen damit möglichen Übungen haben es wahrlich in sich. Denn egal, welche Bewegung gerade ausgeführt wird, Trainierende müssen stets darauf achten, das Wasser einigermaßen im Gleichgewicht zu halten. Je ruhiger sich das Wasser verhält, desto besser. Um dieses Ziel zu erreichen, ist der Einsatz vieler Muskelgruppen nötig. Muskeln und Nerven müssen blitzschnell reagieren, um das Gleichgewicht zu halten und den Körper zu stabilisieren. Das ist ein tolles Training für die Koordinationsfähigkeiten und für die tief liegenden Muskelgruppen.

Internettipp:
www.agr-ev.de/trainingsroehre

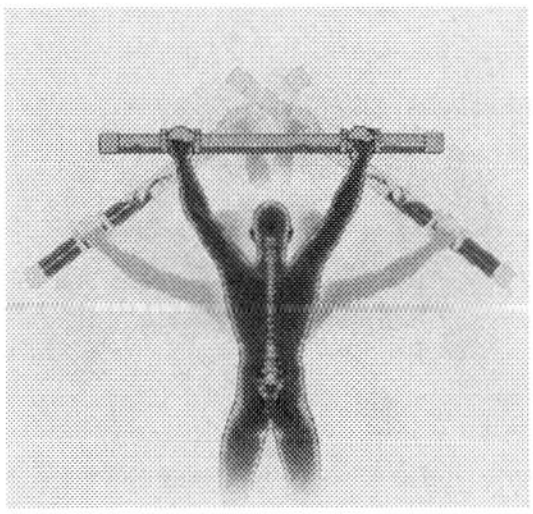

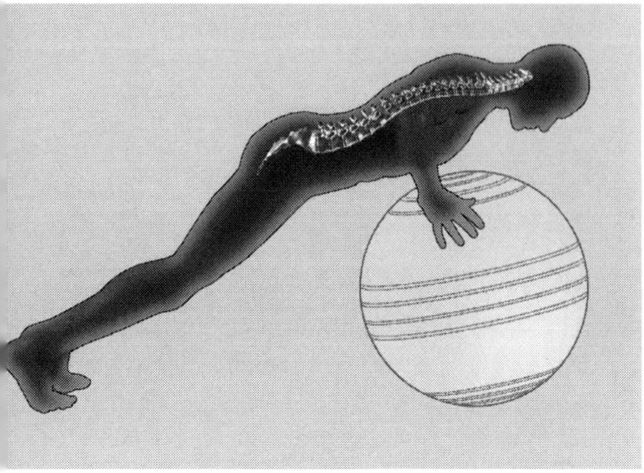

Gymnastik- und Pendelbälle

Sie gehören schon seit vielen Jahren zur festen Ausstattung in Physiotherapiepraxen und Fitnessstudios, kommen aber auch in vielen Haushalten zur Anwendung. Gut so, denn es handelt sich um sehr vielseitig einsetzbare Trainingsgeräte, die gerne auch zum Sitzen benutzt werden. Gute Produkte müssen allerdings mit der sogenannten „Platzsicherheit" ein ganz entscheidendes Kriterium erfüllen. Das heißt nichts anderes, als dass der Ball von der Qualität her so gut sein muss, dass er auch dann nicht platzt, wenn die Hülle beschädigt wird. Beim Kauf eines solchen Balles müssen Sie unbedingt darauf achten, ansonsten drohen Verletzungen. Auf der sicheren Seite sind sie mit Bällen der Firma TOGU, die das AGR-Gütesiegel tragen.

Internettipp:
www.agr-ev.de/gymnastikball

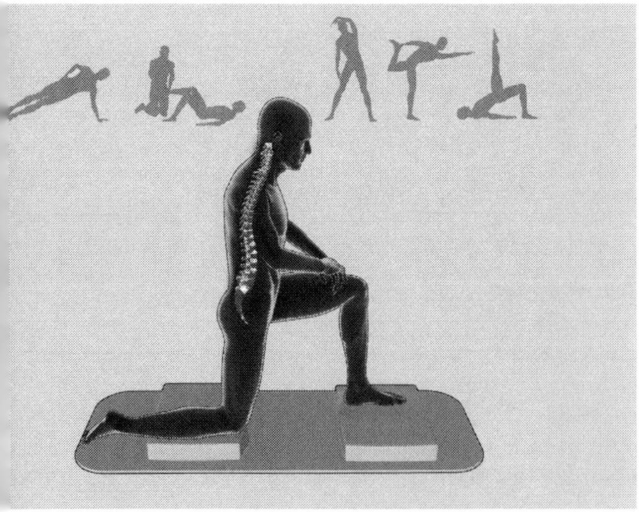

Gymnastikmatten

Wer gerne zu Hause trainiert, kommt um eine Gymnastikmatte nicht herum. Anders als die furchtbar schweren und sperrigen Matten, die viele vielleicht noch aus der Schulzeit kennen, sind die heute erhältlichen Produkte leichter und vor allem auch durchdachter. Sie verfügen über sehr gute Dämpfungseigenschaften und ermöglichen so ein besonders schonendes Training. Sie sind vielseitig einsetzbar, schützen aufgrund ihrer Isolierung vor Bodenkälte und verfügen über eine antibakterielle Ausrüstung. Gymnastikmatten von Airex tragen das AGR-Gütesiegel.

Internettipp:
www.agr-ev.de/gymnastikmatten

Faszientraining

Egal, ob im Fernsehen, in Fitnessstudios oder zu Hause - Millionen von Menschen sind bereits am Rollen. Ein Faszientraining mit der Blackroll oder der neuen vibrierenden Inoroll von vib-innovation, ist eine tolle Möglichkeit der Selbstbehandlung. Und das nicht nur für Spitzensportler, sondern für alle. Experten bezeichnen diese leicht umsetzbare Methode als SMR. SMR steht für „Self Myofascial Release" was übersetzt Fasziensel bstmassage heißt. Wichtigstes Hilfsmittel dabei ist die Blackroll oder die Inoroll.

Schon seit längerer Zeit weiß man, dass sich hinter Fehlhaltungen, Verspannungen und Schmerzen im Rücken verklebte Faszien verbergen können. Faszien sind bindegewebsartige Hüllen, die Muskeln, Knochen und Organe wie ein dreidimensionales Netz umhüllen. Verklebte Faszien führen dazu, dass die von Rückenschmerzen geplagten Menschen mit jeder Bewegung gegen Widerstände arbeiten. Nach und nach gerät so der gesamte Organismus aus dem Lot. Faszien können zwischen 0,3 und drei Millimeter dick sein. Sie sind durchsetzt von sogenannten sympathischen Nervenendigungen. Deshalb können sie auch ziemlich schmerzen, wenn sie sich verkleben. Doch das ist längst nicht alles: Sie sind auch fester Bestandteil des autonomen Nervensystems. Mit anderen Worten: Wir haben keine bewusste Kontrolle über sie.

Da aber auch die Faszienspannung unter Einfluss des autonomen Nervensystems steht, kann vor allem Stress die Grundspannung dieser einzigartigen Struktur steigern. Kein Wunder also, dass so viele gestresste Menschen unter Schmerzen leiden. Mehr noch: Schon einfache Bewegungen reichen dann aus, um sich zu verletzen, den Muskel zu zerren oder zu stauchen, wenn die Faszien zu starr sind. Eine SMR kann dabei helfen, das Gleichgewicht wieder herzustellen und die Grundspannung wieder auf ein normales Maß zu senken.

Internettipp:
www.agr-ev.de/faszienbehandlung

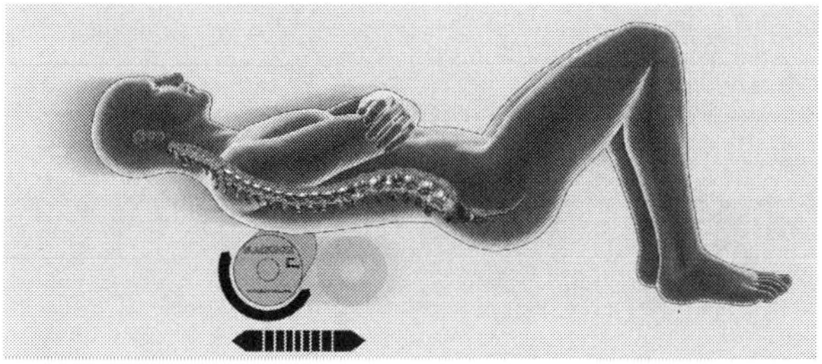

Minitrampoline

Nicht nur bei Kindern, sondern auch bei Erwachsenen kann man Folgendes beobachten. Sobald sie ein Trampolin sehen, möchten sie drauf steigen und losspringen. Nur zu, das ist eine ziemlich gute Idee. Das Training auf dem Minitrampolin fördert Ausdauer und Koordination. Vor allem das genaue Timing zwischen Landung und erneutem Absprung erfordert ein gutes Körperbewusstsein. Die vielen positiven Wirkungen eines Trainings auf den so beliebten Sportgeräten können sich aber nur dann einstellen, wenn sich das Minitrampolin an Körpergröße und Körpergewicht anpassen lässt. Wichtig darüber hinaus: eine hohe Elastizität und eine optimale Lastenverteilung, wie bei den Minitrampolinen der Firma bellicon. Nicht umsonst tragen sie das AGR-Gütesiegel.

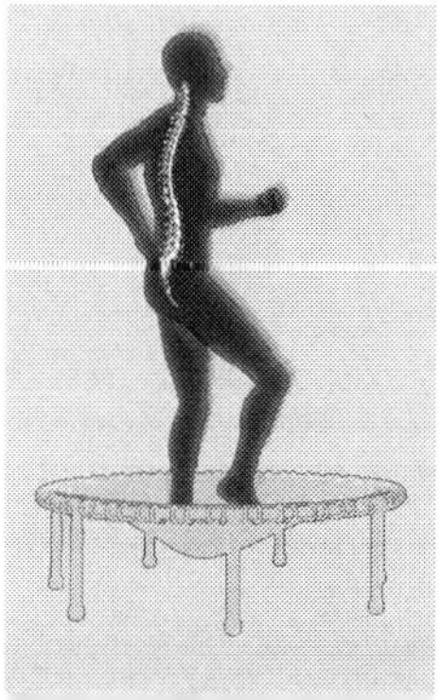

Internettipp:
www.agr-ev.de/trampolin

Computergestütztes Therapie- und Bewegungsprogramm

Millionen von Menschen sitzen täglich vor dem Computerbildschirm und was dabei in den meisten Fällen zu kurz kommt, ist Bewegung. Helfen kann jetzt Valedo®, ein vom Medizintechnikunternehmen Hocoma hergestelltes computergesteuertes Trainingsprogramm. Valedo kann man zu Hause, im Büro, im Park und natürlich auch im Urlaub verwenden. Drahtlose und einfach auf Brust und Rücken anzubringende Sensoren verwandeln den Trainierenden in einen Avatar. Kleinste Bewegungen werden via Bluetooth und in Echtzeit auf ein Endgerät übertragen. Das Programm gibt zahlreiche von Experten zusammengestellte Übungen vor, die die Rückenmuskeln optimal stärken. Eine detaillicrtc Trainingsauswcrtung zcigt dann jcweils, wie gut man trainiert hat und wo es noch Defizite gibt.

Für den Einsatz in der therapeutischen Praxis steht mit Valedo®Motion eine professionelle Variante zur Verfügung.

Internettipp:
www.agr-ev.de/rueckentherapiegeraete

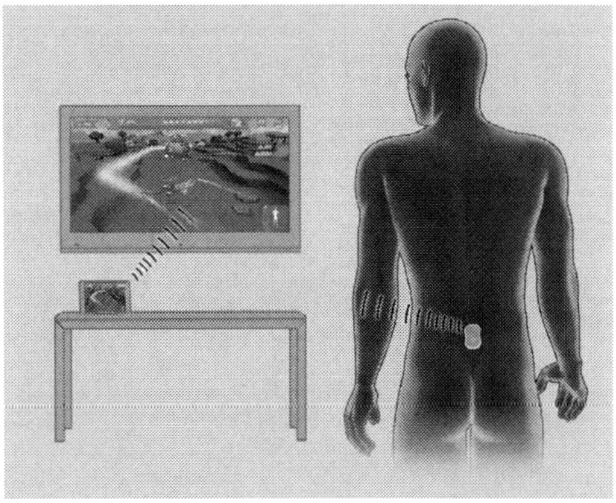

Online-Rücken-Präventionskurs

Gezieltes Muskeltraining beugt Rückenbeschwerden vor, verbessert die Mobilität und lindert bestehende Beschwerden. Und wer unter gezielter Anleitung zu Hause trainieren möchte, ist mit dem Online-Kurs ABJETZT/FIT bestens beraten. Das von Physiotherapeuten entwickelte Programm hat die Zulassung der Zentralen Prüfstelle Prävention (ZPP). Experten leiten gedurch das Training. Alle Übungen sind leicht verständlich und anhand von Videos dargestellt. Mit der Hilfe von Eingangs- und Abschlussfragebögen ist es möglich, die Trainingserfolge zu dokumentieren. Auch Video-Sprechstunden mit den Experten werden angeboten. Die Übungseinheiten sind überall leicht durchzuführen und Krankenkassen übernehmen einen Großteil oder gar die kompletten Kosten. Tipp: Einfach mal bei Ihrer Kasse nachfragen.

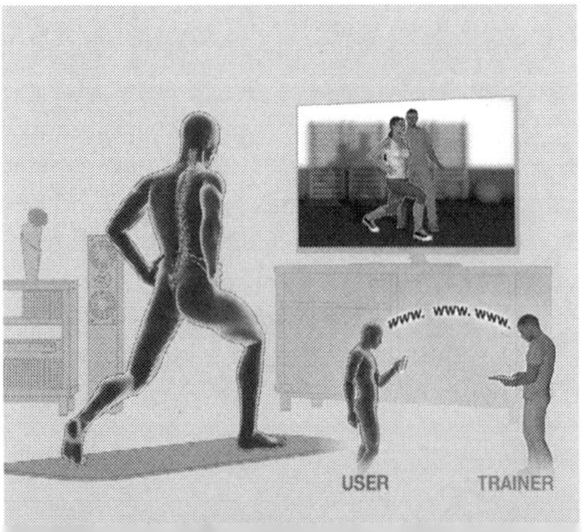

Für Physiotherapeuten, die ihren Patienten therapiebegleitend ein Online-Programm anbieten möchten, gibt es zwei weitere AGR-zertifizierte Lösungen. Beim NextPhysio Rücken-Präventionskurs „Digital und vor Ort" findet die erste und letzte Trainingseinheit in der Praxis statt, alle anderen Übungen werden zu Hause absolviert. Bei NextPhysio „Individuell und bedarfsgerechtes Heimtraining" im Abo wählt der Therapeut seinem Patienten ganz gezielt passende Übungen aus.

Internettipp:
www.agr-ev.de/trainingsprogramme

Besser sitzen

Mehr als 24 Millionen Menschen in Deutschland kommen kaum noch aus dem Sitzen heraus: Vom Frühstück über die Autofahrt und den Bürojob, vom Konferenzraum oder Wartezimmer bis hin zum Theater- oder Restaurantbesuch - alles findet im Sitzen statt. Wenn Sie diesen Ratgeber aufmerksam gelesen haben, dann wissen Sie, dass es dafür sogar einen Begriff gibt: Homo sedens, der sitzende Mensch. Laut einer australischen Studie verbringen Büromenschen 21,8 Stunden pro Tag sitzend oder liegend. Der durchschnittliche Büromensch sitzt während seines Arbeitslebens etwa 80.000 Stunden am Schreibtisch und ein Ende des Vielsitzens ist nicht in Sicht. Wer glaubt, das sei ein Fortschritt, irrt gewaltig. Denn das stillgesetzte Leben hat nicht nur negative Auswirkungen auf den Rücken, der ganze Körper leidet darunter.

Gehen Sie doch mal in sich. Überlegen Sie mal für ein paar Sekunden, wie ihre typische Sitzhaltung aussieht. Haben Sie gerade einen gekrümmten Rücken? Überstrecken Sie ihre Halswirbelsäule beim Blick auf den Computer. Die meisten von Ihnen nicken jetzt vermutlich zustimmend. Wir wollen Ihnen keine Angst machen, aber folgende Zahlen sind sicher interessant: 71,8 Prozent der Beschäftigten am Bildschirmarbeitsplatz klagen über körperliche Beschwerden. Hinzu kommt, dass ungünstige Arbeitshaltungen die Leistungsfähigkeit um rund 40 Prozent reduzieren. Da sich das Sitzen in unserer modernen Gesellschaft nicht vermeiden lässt, sollten Sie aber wenigstens darauf achten, worauf Sie sitzen. Mittlerweile dürfen sich einige Sitzmöbel mit dem AGR-Gütesiegel schmücken, weil sie wichtige Anforderungen erfüllen.

Standard- und Aktiv-Bürostühle

Wenn Sie heute in ein (AGR-zertifiziertes) Geschäft für Büromöbel gehen, hören Sie wahrscheinlich den Begriff „Ergodynamik". Dabei handelt es sich um die intelligente Verknüpfung von Ergonomie und Dynamik, also die anatomische Gestaltung des Arbeits- und Freizeitumfeldes durch einen stetigen Wechsel von Sitzen, Stehen und Bewegung. Der entscheidende Vorteil der Ergodynamik: Sie vermeiden einseitige Körperhaltungen und die dabei entstehenden Synergien verbessern die Rückengesundheit. Damit Sitzen nicht zu einer Gefahr wird (Experten sprechen vom Sitzen als das neue Rauchen), muss das Arbeitsumfeld den Bedürfnissen des Menschen gerecht werden Dabei geht es um das große Ganze: Platz- und Lichtverhältnisse müssen ebenso stimmen, wie Schreibtischmaß, Bildschirmanordnung und Bürostuhl. Letzterer erhält nur dann das AGR-Gütesiegel, wenn er gewissen Anforderungen erfüllt. Die wichtigsten sind:

- eine Synchronverstellung von Sitzfläche und Rückenlehne
- ein individuell regulierbarer Anlehndruck der Rückenlehne, die gleichzeitig eine ausgewogene Unterstützung bieten muss
- eine anatomisch geformte Sitzfläche sowie eine individuell einstellbare Sitztiefe und -höhe

Aktiv-Bürostühle sorgen mit Hilfe unterschiedlicher Mechaniken für zusätzliche Bewegung im Sitzen und sind ratsam für Menschen, die fast ausschließlich an einen Stuhl gebunden sind. Das AGR-Gütesiegel tragen einige Standard- und Aktiv-Bürostühle der Hersteller aeris, Dauphin Human Design Group, Sedus Stoll und Haider Bioswing.

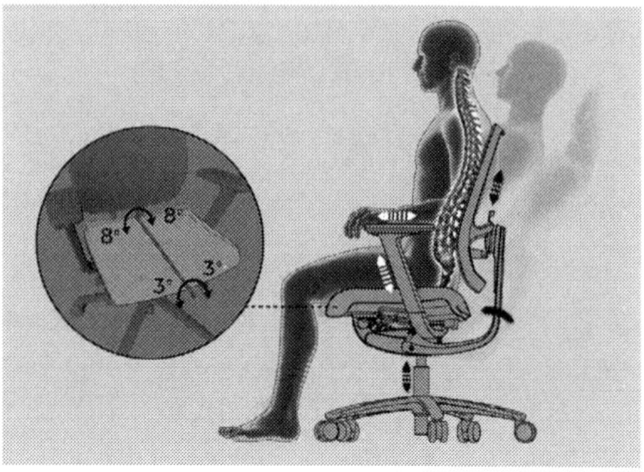

Internettipp:
www.agr-ev.de/buerostuhl

Aktiv-Stühle

Eigentlich klingt es ja paradox: Sich im Sitzen bewegen und dann auch noch konzentriert arbeiten. Dass das trotzdem funktioniert, beweisen ja einige der bereits vorgestellten Stuhlvarianten. Noch einen Schritt weiter geht beispielsweise das sogenannte mehrdimensionale Sitzkonzept, wie es bei den Aktiv-Stühlen von aeris angewandt wird. Eine ausgeklügelte Technik erlaubt nicht nur Bewegungen zur Seite, nach vorne und nach hinten, sondern auch vertikales Schwingen. Das fördert den natürlichen Bewegungsdrang des Menschen, stärkt und trainiert den Rücken. Denn das mehrdimensionale Sitzen ermöglicht sogar beim nach vorne Neigen eine aufrechte Wirbelsäule. Eine höhere Leistungsfähigkeit den ganzen Tag über ist so gegeben. Aktivsitzmöbel finden sich inzwischen auch in immer mehr Büros wieder.

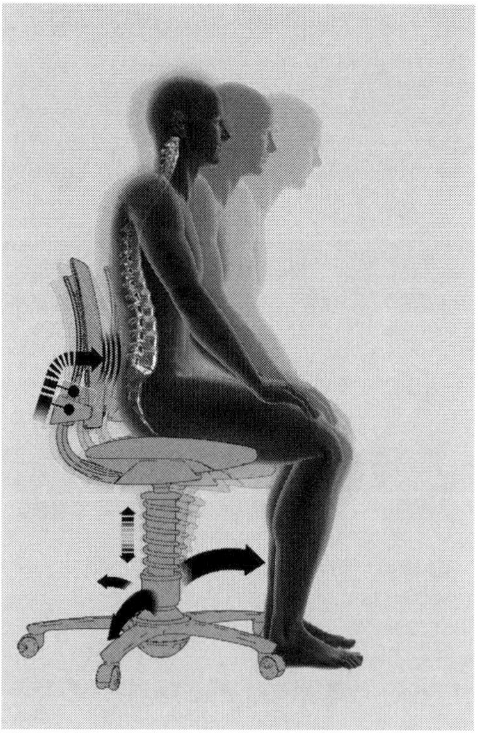

Internettipp:
www.agr-ev.de/aktiv-stuehle

Sitzmöbel für die Kleinen

In Deutschland herrscht Schulpflicht und das ist ja auch gut so. Doch leider bedeutet das für die Heranwachsenden gleichzeitig auch eine Sitzpflicht. Durchschnittlich zehn Stunden täglich verbringen Kinder und Jugendliche im Sitzen. Noch hat sich nicht ausreichend herumgesprochen, dass die dadurch fehlenden Bewegungsreize eine ausgewogene körperliche, geistige und psychische Entwicklung nahezu unmöglich machen. Umso wichtiger sind deshalb gute Stuhl- und Tischmöbel, die eine physiologisch korrekte Sitzhaltung ermöglichen und vielfältige Haltungswechsel unterstützen. Die Hersteller aeris, Moizi, moll und VS bieten dafür ausgezeichnete Produkte an.

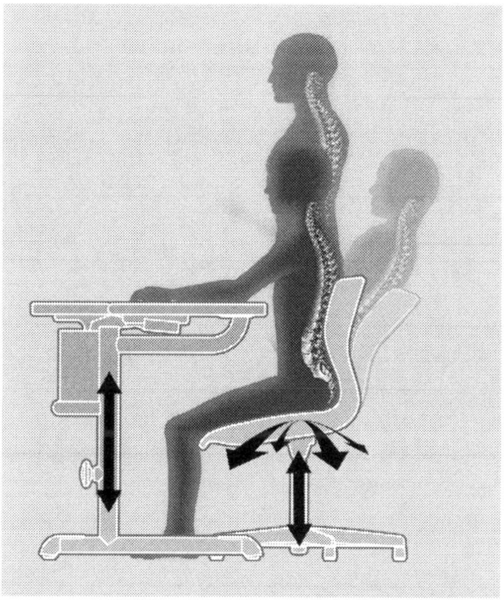

Internettipp:
www.agr-ev.de/kinder-schreibmoebel

Schulranzen und Schulrucksäcke

Jahr für Jahr zerbrechen sich die Eltern schulpflichtiger Kinder den Kopf darüber, wie schwer eine Schulranzen sein darf und wie viel Gewicht die Kleinen ohne drohende Schäden tragen können. Ebenfalls Jahr für Jahr geistert der Mythos durch die Presse, dass ein Schulranzen nur zehn bis zwölf Prozent des Körpergewichts betragen darf. Wir sprechen hier nicht umsonst von einem Mythos, denn diese Werte sind falsch und längst überholt. Sie sind das Ergebnis einer wissenschaftlichen Fehlinterpretation und stammen aus einer Zeit vor dem ersten Weltkrieg. Sie bezog sich darauf, wie schwer der Tornister eines Rekruten sein durfte, um Märsche von mehr als 20 Kilometern durchstehen zu können, ohne das die Muskeln ermüden. Die Experten der AGR haben sich des Themas angenommen und neue Kriterien erstellt. Grundlage dafür auch die sogenannte Kid-Check-Studie der Universität Saarland: Die Forscher kamen zu dem Ergebnis, dass nicht alle Kinder pauschal über einen Kamm geschert werden können. So gibt es Kinder die sich erst dann anstrengen müssen, wenn der Ranzen ein Drittel des Körpergewichts wiegt. Schwächere Kinder hingegen weisen schon bei zwölf Prozent des Tragegewichts Anzeichen einer Überbelastung auf. Deshalb ist es so wichtig, individuelle Faktoren zu berücksichtigen. Dazu gehört beispielsweise die Belastungsverträglichkeit (Kraft und Koordinationsleistung), die Belastungsdauer, die ergonomische Qualität des Schulranzens oder des Schulrucksacks, das individuelle Trageverhalten und weitere Risikofaktoren, wie etwa die Häufigkeit des Sitzens. Auch wenn nach aktuellen Erkenntnissen der Ranzen etwas schwerer sein darf, sollte man nicht versäumen, darauf zu achten, unnötiges Gewicht im Ranzen zu vermeiden. Für den Ranzenkauf ist es jedoch wichtig zu wissen, dass nicht immer der leichteste Ranzen auch automatisch der Beste ist.

Die wichtigsten Anforderungen an einen guten Schulranzen oder Schulrucksack sind ein ergonomisch geformtes und rutschfestes Rückenteil, das sich der natürlichen Form der Wirbelsäule anpasst. Achten Sie beim Kauf auch darauf, ob der Ranzen eng am Körper anliegt. Sitzt er vielleicht zu hoch oder zu niedrig? Gut gepolsterte Tragegurte, die mindestens vier Zentimeter breit und verstellbar sein sollten, erhöhen ebenfalls den täglichen Tragekomfort. Schwere Inhalte, wie Bücher, sollten in körpernahen Fächern verstaut werden können. All diese Voraussetzungen erfüllen unter anderem die Produkte von Coocazoo und Step by Step.

Internettipp: www.agr-ev.de/schulranzen

Mehr Gesundheit im Büro durch Körperzentriertes Arbeiten (KZA)

Zahlreiche Untersuchungen und Studien haben eindeutig gezeigt, dass ein durchdachtes Bürokonzept die Arbeitsleistung deutlich steigert, die Krankheitstage massiv verringert und das Zufriedenheitsgefühl der Mitarbeiter erheblich verbessert. Ein solches Konzept ist dabei das Körperzentrierte Arbeiten (KZA). Bei dieser Methode werden bildschirmgebundene Büroarbeitsplätze so gestaltet, dass sie den unterschiedlichen Voraussetzungen und Bedürfnissen der Mitarbeiter gerecht werden. Das Konzept umfasst dabei drei Schritte:

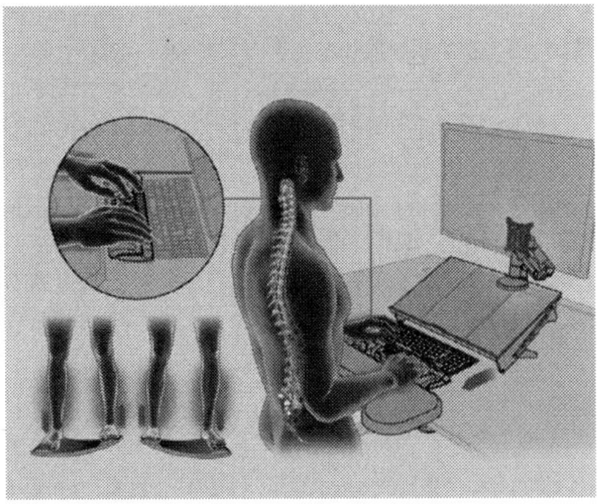

1. Eine Arbeitsplatzanalyse zur Ermittlung der Maße von Mensch und Möbeln
2. Die Bereitstellung technischer Möglichkeiten wie Eingabegeräte und Möbel
3. Deren Einstellung auf die individuellen Körperproportionen sowie die Aktivierung der Tiefensensibilität, der Eigenwahrnehmung des Körpers.

Der Fokus des Konzepts liegt auf der Erhöhung der Arbeitseffizienz durch die Reduzierung von Störfaktoren wie Ermüdungserscheinungen oder Schmerzen. Die Methode des KZA geht dabei von einer Wechselwirkung zwischen körperlicher Wahrnehmung, eingesetzten Büromöbeln und der Arbeitsmotivation der Mitarbeiter aus. Zentrale Elemente bei der Arbeitsplatzgestaltung sind neben Monitorarm, Tischpult und Eingabemittel auch eine Tischlehne vom Hersteller Ergotrading sowie das AGR-zertifizierte Aktivboard GYMBA – Gehen im Stehen.

Internettipp:
www.agr-ev.de/koerperzentriert-arbeiten

Steh-Sitz-Arbeitsplätze

Sie setzen sich mehr und mehr in vielen Firmen durch. Das regelmäßige Auf und Ab aktiviert den Kreislauf, führt zu einer besseren Blut- und Sauerstoffversorgung, fördert die Gesundheit und nicht zuletzt auch die Arbeitsleistung. Wer auch im Stehen arbeitet, ist produktiver, kreativer und konzentrierter. AGR-zertifizierte Produkte gibt es von den Herstellern officeplus, Sedus Stoll und VS. Ebenfalls eine tolle Lösung für mehr Bewegung im Büro ist das Konzept „ACTIVE OFFICE". Zwei höhenverstellbare Arbeitsflächen, bewegliche Sitzmöbel und eine Bodenmatte mit 3D-Struktur bieten deutlich größeren Bewegungsraum. Arbeit und Bewegung können so innerhalb eines Bewegungsraumes miteinander verschmelzen.

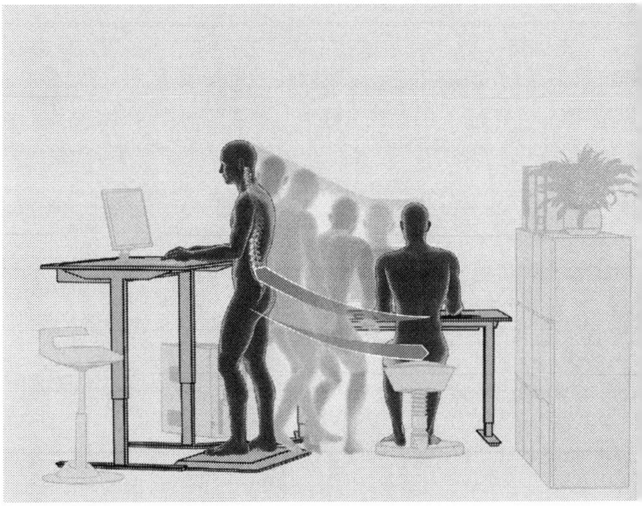

Internettipp:
www.agr-ev.de/bildschirmarbeitsplaerze
www.agr-ev.de/steh-sitz

Bürofitness – ganz nebenbei

Wer an Büroarbeit denkt, dem fällt dabei nicht unbedingt Bewegung und Fitness ein. Doch genau dies machen spezielle bewegungsfördernde Untergründe möglich. Sie aktivieren die Fuß- und Unterschenkelmuskulatur samt Fußgelenken und beugen so Ermüdungserscheinungen vor. Sozusagen Fitness und Bewegung ganz nebenbei. So lassen sich die negativen Auswirkungen stundenlangen Sitzens auf den Rücken, die Gefäße, das Herz und die inneren Organe deutlich reduzieren.
Eine gute Möglichkeit für ein Plus an Bewegungen bietet eine spezielle Bodenmatte. Circa einen halben Quadratmeter groß, wird sie an den Steh-Sitz-Arbeitsplatz gelegt. Diese Matte verfügt nicht nur über eine rückfedernde und elastische Schaumstofftrittfläche, in ihrem Inneren verbirgt sich eine dreidimensionale Struktur aus kleinen Bergen und Tälern. Das ist dann so, als würde man über Waldboden gehen. Hinzu kommt, dass beim Stehen auf der Bodenmatte eine kaum spürbare Instabilität erzeugt wird, die den Körper zu Ausgleichsbewegungen anregt. Auf diese Weise wird starres Stehen vermieden. Folgen: die Muskulatur ermüdet nicht und die Beine schwellen nicht an. Der unbewusste Haltungswechsel macht bewegungsloses Stehen zu bewegtem. Diesen Effekt bezeichnen Experten als zufallsgesteuerte Aktivierung der Reflexzonen und der Sensorik. Viele kleine, tieferliegende Fuß-, Bein- und Oberkörpermuskeln müssen sich immer wieder zusammenziehen und entspannen, um das Gleichgewicht halten zu können. Dieses Plus an Mikro- und Makrobewegungen hat nachweislich positive Auswirkungen auf die Gesundheit: bessere Durchblutung, erhöhte Venenaktivität in den Beinen, aktiverer Stoffwechsel. Außerdem verbessert sich die Konzentrationsfähigkeit am Arbeitsplatz und Ermüdungserscheinungen werden hinausgezögert.

Eine andere Möglichkeit mehr Bewegung an den Steh-Sitz-Arbeitsplatz zu bringen ist ein sogenanntes Aktivierungsboard. Dabei handelt es sich um eine gewölbte Bodenplatte, die aufgrund ihrer speziellen Materialbeschaffenheit eine gewisse Flexibilität aufweist. Stellt man sich drauf, sorgt es automatisch, unkompliziert und sicher für ein Plus an Bewegung. Und so profitiert man von den gleichen positiven Effekten, die normales Gehen mit sich bringt. Das Tolle dabei: Es werden alle Muskelketten des Körpers – von Kopf bis Fuß – angesprochen und davon profitiert vor allem auch der Rücken. Hersteller wie active office und Ergotrading bieten diese Produkte an.

Internettipp:
www.agr-ev/bewegtes-stehen

Industriearbeitsplätze

Auch an die Millionen Menschen, die an einem Industriearbeitsplatz tätig sind, wird gedacht: Rückenschmerzen sind auch hier die Hauptursache für Krankmeldungen. Ein ergonomischer Arbeitsplatz kann das verhindern. Mehr noch: Wer sich an seinem Arbeitsplatz wohlfühlt, kann mehr leisten, ist motivierter und ermüdet langsamer. Nötig ist dafür ein sogenannter „systemergonomische“ Industriearbeitsplatz. Dafür ist die optimale ergonomische Kombination aus Industriearbeitsstuhl, Arbeitstischsystem, Arbeitsplatzmatte, Werkzeug und Beleuchtung nötig, am besten mit AGR-zertifizierten Produkten der Hersteller Dauphin, item, Wiha, Kraiburg und Waldmann.

Internettipp:

www.agr-ev.de/konzept-industriearbeitsplatz

Darüber hinaus hat die AGR viele weitere Produkte im gewerblichen Bereich ausgezeichnet: Palettenumreifungssysteme von Ergopack, Hubtische von Flexlift, Mobilliftsysteme von TransOrt, Lastenhebesysteme von TAWI, Kompaktkehrmaschinen von Hako, Nilfisk und Kärcher sowie Bodenreinigungssysteme von Unger und vieles mehr.

Die gesamte Übersicht finden Sie unter:
www.ruecken-produkte.de

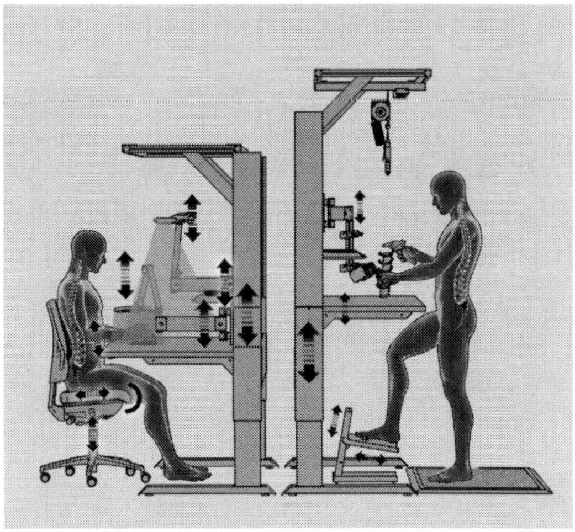

Mehrzweckstühle

Man sitzt auf ihnen am Esstisch, in Restaurants, in Konferenzräumen und Wartezimmern und sie müssen vor allem eins können: Sie sollten sich den unterschiedlichsten körperlichen Staturen anpassen. Da es ein Urbedürfnis des Menschen ist, sich zu bewegen, muss ein solcher Mehrzweckstuhl nicht nur für möglichst viele Menschen „passen“, sondern zudem dynamisches Sitzen fördern. Das befriedigt unseren unbewussten Bewegungsdrang, entlastet Wirbelsäule und Bandscheiben und hilft zugleich unserer Muskulatur.

Um den täglichen Sitzmarathon so rückenfreundlich wie möglich zu gestalten, bietet die Industrie mittlerweile Mehrzweckstühle an, die nicht nur toll aussehen, sondern das Sitzen zu einem echten Vergnügen machen. Ausgezeichnete Produkte gibt es von den Herstellern Haider Bioswing, Moizi, Sedus und VS.

Internettipp:

www.agr-ev.de/mehrzweckstuhl

Polstermöbel

Viele kennen das: Sie machen es sich nach einem langen Tag auf dem Sofa bequem, doch die erhoffte Entspannung tritt nicht ein. Nach langen TV-Abenden kommt es gar zu Muskelverspannungen und Rückenschmerzen. Schuld sind eine einseitige Körperhaltung und ungünstige Sitzmöbel. Abhilfe schaffen hier die richtigen Möbel. Dazu gehören Polstergarnituren, die so zusammengestellt werden können, dass sie sowohl großen als auch kleinen Menschen eine passende Sitztiefe und -höhe bieten. Manche verfügen über eine Lordosenstütze und bieten bislang unbekannten und rückenfreundlichen Sitzkomfort. Wer es sich lieber im Sessel bequem machen möchte, dem bieten AGR-zertifizierte Relaxsessel oder Aufstehsessel einen rückengerechten und komfortablen Sitzkomfort. Schauen Sie sich Produkte von himolla und Wellco einfach mal näher an.

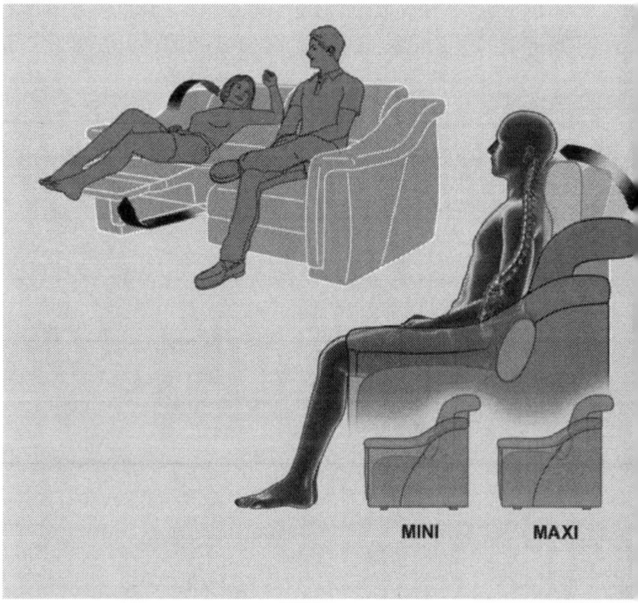

Internettipps:

www.agr-ev.de/polstermoebel
www.agr-ev.de/aufstehsessel
www.agr-ev.de/relaxsessel

Entspannungsmöbel

Wie eng Stress und Rückenschmerzen zusammenhängen, haben wir in Kapitel 3 ausführlich dargestellt. Probates Gegenmittel sind Entspannungsübungen wie das ebenfalls beschriebene Autogene Training oder Meditation. Die meisten führen diese Techniken im Liegen durch, doch wer einmal in einem „Traumschwinger" meditiert hat, möchte am liebsten gar nicht wieder aufstehen.

Die ergonomischen Traumschwinger sind aus einem speziell entwickelten Baumwollgarn gefertigt. Aufgrund der einzigartigen, knotenfreien Webart passt sich das Netzgeflecht dem Körper individuell an. So bietet der Hängestuhl nicht nur einen einmaligen Sitz- und Liegekomfort, sondern stimuliert zugleich die Körperwahrnehmung. Die ruhigen kreis- oder spiralförmigen Bewegungen des Traumschwingers, aufgehängt an einem zentralen Punkt, vermitteln ein Gefühl von Ruhe und Geborgenheit. Der sanfte Rhythmus sorgt auf natürliche Weise für den Abbau von Stress. Auch der Neigungswinkel, und somit die Sitzposition des Hängestuhls, sind individuell anzupassen. Eine stufenlose Höhenverstellung des Traumschwingers von Mira ART ermöglicht eine schnelle Einstellung der optimalen Sitzhöhe – je nach Benutzersituation und Deckenhöhe.

Internettipp: www.agr-ev.de/haengestuehle

Autositze, Autokindersitze, Lkw-Sitze

Reinsetzen, anschnallen, losfahren und mit verspanntem Rücken am Ziel ankommen. So sieht der Alltag vieler Autofahrer aus. Rund 15 000 Kilometer legt ein Europäer im Schnitt jährlich mit seinem Fahrzeug zurück und 40 Prozent aller Autofahrer sitzt täglich mehr als 90 Minuten in seinem Gefährt. Nicht selten ist der Autositz sogar gleichzeitig der Arbeitsplatz. Da verwundert es kaum, dass viele Fahrer über gesundheitliche Beschwerden klagen: Vor allem Rückenschmerzen, Verspannungen, Nackenbeschwerden, Müdigkeit, schwere Beine, Schulterprobleme, Kopfweh und Konzentrationsprobleme machen etlichen Autofahrern zu schaffen. Doch das alles müsste nicht sein. Denn wie erholt Insassen unterwegs sind, entscheidet auch hier die Ergonomie. Allen voran der Sitz und Sitzposition. Obwohl sich in den vergangenen Jahren schon einiges getan hat, sind die Standardsitze in den Fahrzeugen in 95 Prozent der Fälle nicht optimal an die Bedürfnisse des Menschen angepasst. Ergonomisch günstig und gesund für den Rücken sind Autositze nur dann, wenn sie über individuelle Anpassungsmöglichkeiten und einen möglichst großen Verstellbereich in viele Richtungen verfügen. Kleine Frauen sollen sich im Auto ja genauso wohlfühlen, wie große Männer. Der Komfort definiert sich dabei übrigens nicht durch weiche Polster oder behagliche Bezugstoffe. Wohlbefinden hat eher etwas mit straffem Schaumstoff und einem aufwendig konstruierten Unterbau eines Sitzes zu tun. Die wichtigen Zutaten eines guten Autositzes sind: eine feste Grundstruktur, eine wirbelsäulengerechte Ausformung der Lehne und Schaumstoffteile, eine ausreichend hohe Rückenlehne und unterstützende Seitenführungen. Von Vorteil zudem eine sogenannte 4-Wege Lordosestütze. Das alles gilt übrigens auch für LKW-Sitze.

Und natürlich sollen auch die Kinder nicht nur möglichst sicher, sondern auch rückenfreundlich unterwegs sein. Gut, dass die Industrie in beiden Bereichen tolle Produkte im Angebot hat. Allen voran die AGR-geprüften Autositze, Autokindersitze und Lkw-Sitze von den Herstellern Opel, Daimler, Volkswagen, Peugeot, DS und RECARO.

Internettipps:

Autositze: www.agr-ev.de/autositz
Autokindersitze: www.agr-ev.de/autokindersitz
LKW-Sitze: www.agr-ev.de/lkw

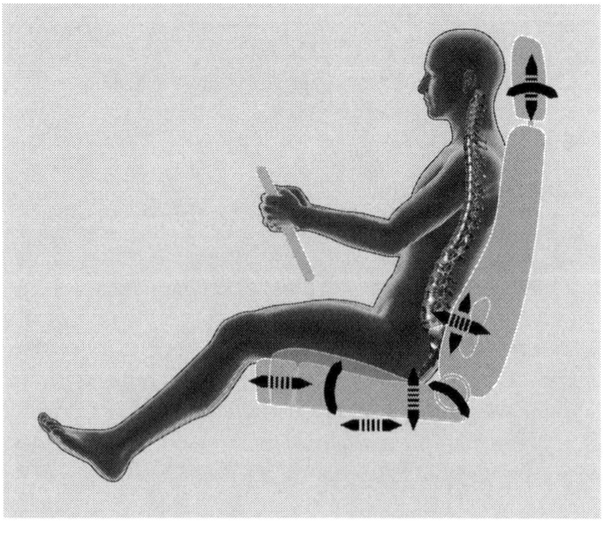

Betten und Schlafsysteme

Hinlegen, Augen zu, an nichts denken, wegdämmern und morgens erholt und ohne Rückenschmerzen aufwachen - wenn es doch nur so einfach wäre. Weil die beruflichen und sozialen Anforderungen immer weiter steigen, gerät die natürlichste Sache der Welt zu einem echten Problem. Eine von der AGR unterstützte und vom Schlafforscher Professor Jürgen Zulley und dem Orthopäden Professor Erich Schmitt durchgeführte Befragung von über 50.000 Bürgern hat ergeben: Es besteht ein eindeutiger Zusammenhang zwischen einem gesunden Schlaf und einem rückengerechten Bett. Über die Hälfte der Befragten ist mit der Qualität ihres Schlafes weniger zufrieden, 21 Prozent sogar überhaupt nicht. 58 Prozent der Teilnehmer leiden regelmäßig oder häufig morgens nach dem Aufstehen an Rückenschmerzen. Bezeichnend: Bei 89 Prozent der Befragten liegt die Matratze auf einem Holzlattenrost.

Unter den Teilnehmern der Befragung wurden 216 ausgewählt, die unter häufigen Rückenschmerzen leiden und mit der Schlafqualität vollkommen unzufrieden waren. Sie testeten vier Wochen lang die neueste Generation des mit dem AGR-Gütesiegel ausgezeichneten Lattoflex-Bettsystems. Das Ergebnis ist eindeutig: 95 Prozent der Teilnehmer vermeldeten weniger Rückenschmerzen und 96 Prozent eine deutlich verbesserte Schlafqualität. Somit besteht ein signifikanter Zusammenhang zwischen Rückenschmerzen, schlechtem Schlaf und der Beschaffenheit des Bettes. Dies untermauern neutrale medizinische Studien, wie z. B. von Jakobson et al., veröffentlicht 2009 im medizinisch-wissenschaftlichen Fachverlag Elsevier.

Moderne Bettentechnik besteht heute aus speziellen Systemen, wie beispielsweise einer Flügelfederung unter der Matratze oder einem Röhrensystem, Air-Channels genannt. Sie bieten eine Druckentlastung im Schulter-, Hüft- und Fersenbereich, unterstützen die natürlichen nächtlichen Bewegungsabläufe und gewährleisten ein optimales Bettklima. Dazu gehört natürlich auch ein gutes Nackenkissen, dessen Idealmaß bei 40 mal 80 Zentimeter liegt, sowie eine gute Zudecke, die ein optimales Schlafklima ermöglicht. Wer möchte kann eine motorische Komfortverstellung erhalten. Aber Vorsicht, man möchte das Bett dann am liebsten gar nicht mehr verlassen. Also, Augen auf beim Bettenkauf und Ausschau halten nach dem AGR-Gütesiegel. Das gilt übrigens nicht nur für Erwachsene, sondern auch für Babys und Kinder. Produkte der Hersteller Lattoflex, Metzeler, ALVI und Thomashilfen sind damit ausgezeichnet.

Internettipps:

Betten: www.agr-ev.de/Bettsystem
Betten für Kinder:
www.agr-ev.de/kinderbett
Therapiematratzen in der Pflege:
www.agr-ev.de/therapiematratzen

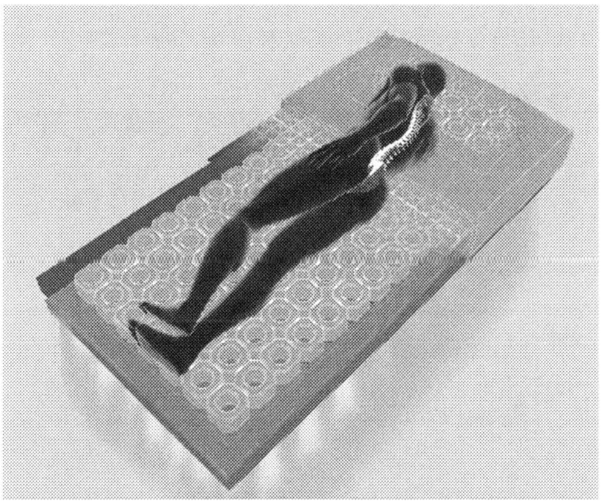

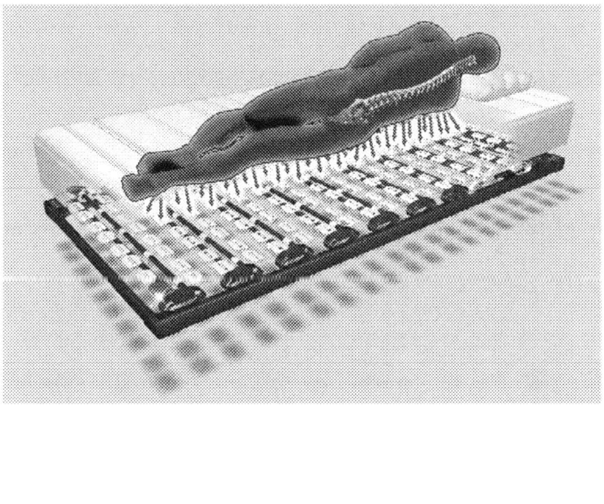

Schuhe

Wir zwängen sie in enges Schuhwerk, laufen und treten täglich auf ihnen herum und vergessen dabei oft, welch kleines Wunder sich da am unteren Ende des Körpers befindet. Unsere Füße sind wie ein Mikrokosmos: 28 Knochen, 31 Gelenke, zahlreiche Sehnen, Bänder und Muskeln sowie Tausende feiner Nerven auf engstem Raum. Im Laufe eines Lebens tragen sie uns fast dreimal um den Erdball, gut 120.000 Kilometer weit. Angesichts dieser Mammutleistung verwundert es kaum, dass so viele Menschen Fußprobleme haben. Das müsste aber nicht sein. Denn mit den richtigen Schuhen, könnten viele beschwerdefrei durch die Gegend laufen. Zertifiziert sind zahlreiche Schuhe für Erwachsene und Kinder von chung shi, GANTER, Louis Steitz Secura und Joya.

Internettipp: www.agr-ev.de/schuhe

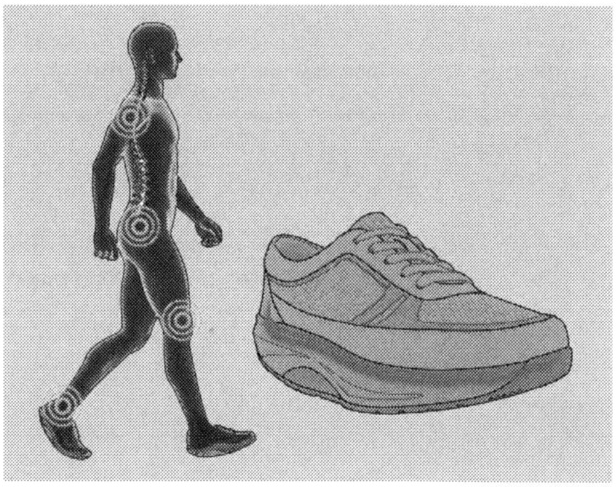

Gartenarbeit

Die meisten können es gar nicht erwarten. Kaum hat sich der Winter verabschiedet, darf endlich wieder gebuddelt und gepflanzt werden. Was viele schon immer ahnten, wissenschaftliche Untersuchungen bestätigigt: Gärtnern macht gesund und hält gesund. Schon nach wenigen Minuten sinkt der Blutdruck um zehn Prozent und pendelt sich auf einem gesunden Level ein. Der Puls schlägt kräftiger aber gleichmäßig, das Herz und alle anderen Organe werden besser mit Sauerstoff versorgt. Das gilt auch für das Gehirn: Die geistige Leistungsfähigkeit steigt, das Gedächtnis funktioniert besser. Neben den vielen positiven Auswirkungen auf Herz- und Kreislauf gibt es kaum eine bessere Tätigkeit, um Stress und nervliche Überlastung abzubauen. Der enge Kontakt zur Natur, der sich ständig wiederholende Kreislauf von säen, wachsen und wieder vergehen sorgt für emotionale Stabilität. Der einzige Nachteil: Beim Gärtnern kann es zu Rückenschmerzen kommen. Doch diese lassen sich mit einer vernünftigen Belastungsdosierung (nicht alles auf einmal schaffen wollen) und geeigneten Hilfsmitteln leicht vermeiden. Einige Schaufeln, Gartenboys, Heckenscheren und Rasenmäher sowie Rasentrimmer von Bosch und Ergobase tragen mittlerweile das AGR-Gütesiegel.

Internettipp:
www.agr-ev.de/garten

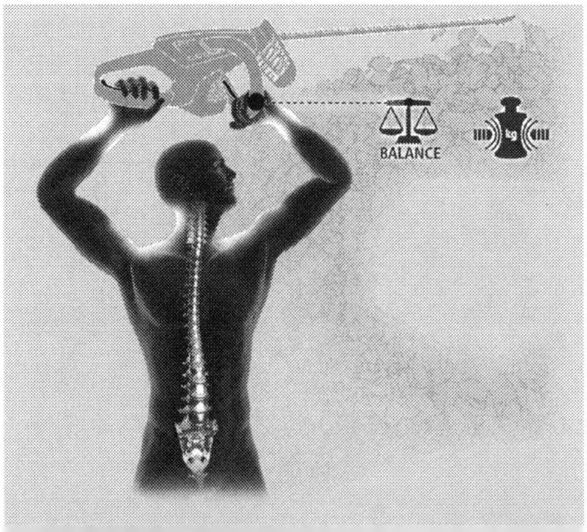

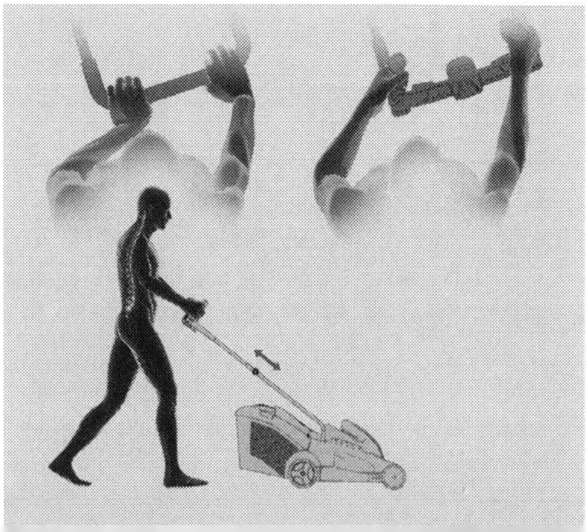

Warum Wärme so gut tut

Schon in der Antike wusste man um die heilende Wirkung von Wärme bei Schmerzen. Anders als früher weiß man aber heute auch warum: Wärme führt dem Körper Energie zu. Sie erweitert die Blutgefäße und steigert so die Durchblutung. Die Sauerstoffversorgung der Zellen verbessert sich und das erleichtert den Abbau von Stoffwechselprodukten. Nicht zu unterschätzen auch die Fähigkeit der Wärme Schmerzen zu lindern. Gut, dass es heute zahlreiche Möglichkeiten gibt, dem Körper Wärme zuzuführen: heiße Duschen, Infrarotlampen, Heizkissen, Fangopackungen und seit einiger Zeit mit ThermaCare Wärmeauflagen und -umschlägen auch örtlich anwendbare und therapeutisch wirksame Wärmeauflagen aus der Apotheke. Sie verfügen über ein geniales Prinzip: Wärme braucht immer einen „Vermittler“ und über kontrollierte Oxidation sind spezielle Wärmeauflagen wie ThermaCare heute in der Lage die Wärme gezielt an den Stellen abzugeben, wo sie benötigt wird. Die Muskulatur wird langsam erwärmt und die Körperkerntemperatur steigt trotzdem nicht an. Die ideale therapeutische Temperatur liegt bei circa 40°C. Wichtig ist der Tragekomfort, denn die Anwender sollten sich weiterhin bewegen können und in ihren körperlichen Aktivitäten nicht eingeschränkt sein. Grundsätzlich empfiehlt sich die Verwendung immer in Verbindung mit physiotherapeutischen Maßnahmen und/oder dem Besuch einer Rückenschule.

Internettipp:

www.agr-ev.de/waermeauflagen

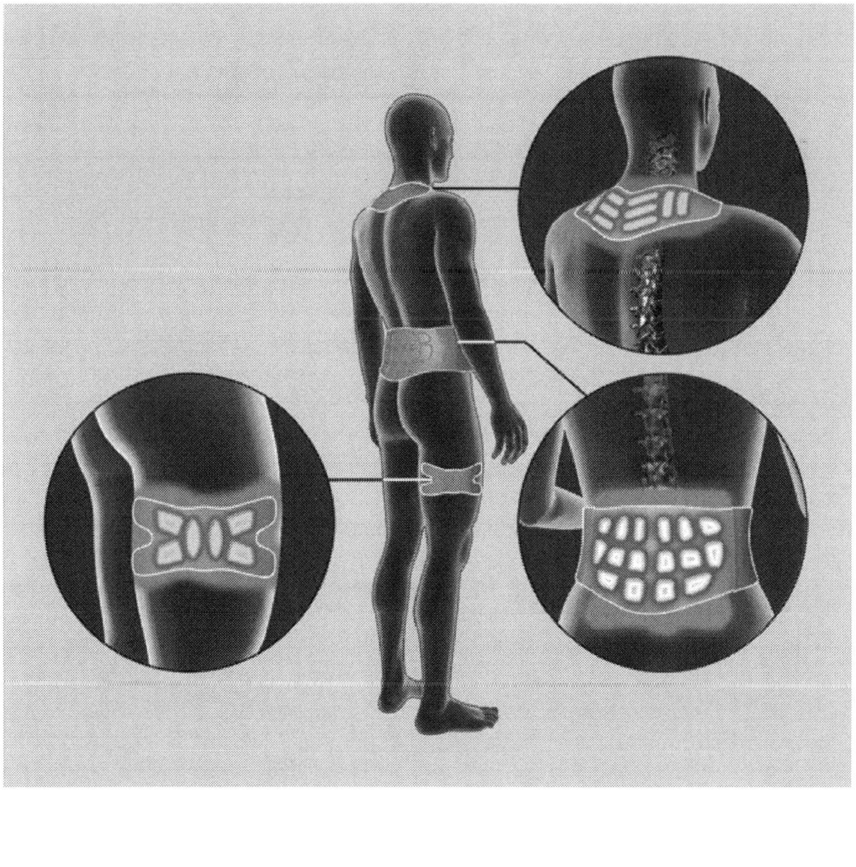

Rollatoren – mobil trotz Einschränkung

Sie sind aus dem Straßenbild nicht mehr wegzudenken, umso erstaunlicher, dass es sie erst seit 1978 gibt. Rollatoren verhelfen Gehbehinderten zur Mobilität. Heute finanzieren Krankenkassen rund eine halbe Million von ihnen jährlich. Hauptnutzer sind Senioren, aber auch junge Menschen, die unter Parkinson oder Multipler Sklerose leiden, profitieren von dem rollenden Gefährt. Immer häufiger kommen sie auch in der Therapie und Rehabilitation zum Einsatz.

Sie sind bestens geeignet, um sicherer zu gehen, auch mal Pausen einlegen zu können sowie Einkäufe und Gepäck nicht tragen zu müssen. Ein Rollator bietet, anders als Krücken, festen Halt, da er stets fest auf dem Boden steht. Wer einen Rollator benötigt, tut gut daran, nach einem rückengerechten Modell Ausschau zu halten. Besonders wichtige Kriterien für einen guten Rollator sind ein geringes Gewicht, eine leichte Handhabbarkeit, spezielle Griffe für unterschiedliche Griffpositionen, eine individuell anpassbare und schnell einstellbare Höhe sowie die gute Unterstützung einer rückengerechten Körperhaltung beim Gehen. Von Vorteil auch eine gute Bereifung. Sie nimmt bei unebenen Wegen die Stöße besser auf, schont so Schultern und Hände der Nutzer. Um einen Bürgersteig oder eine Türschwelle leichter bewältigen zu können, sollte der Rollator mit einer sogenannten Ankipphilfe ausgestattet sein. Diese besteht aus einer kleinen Trittfläche an der hinteren Verstrebung oberhalb der Räder. All diese Voraussetzungen erfüllen die Rollatoren der Firma Topro.

Internettipp:
www.agr-ev.de/rollator

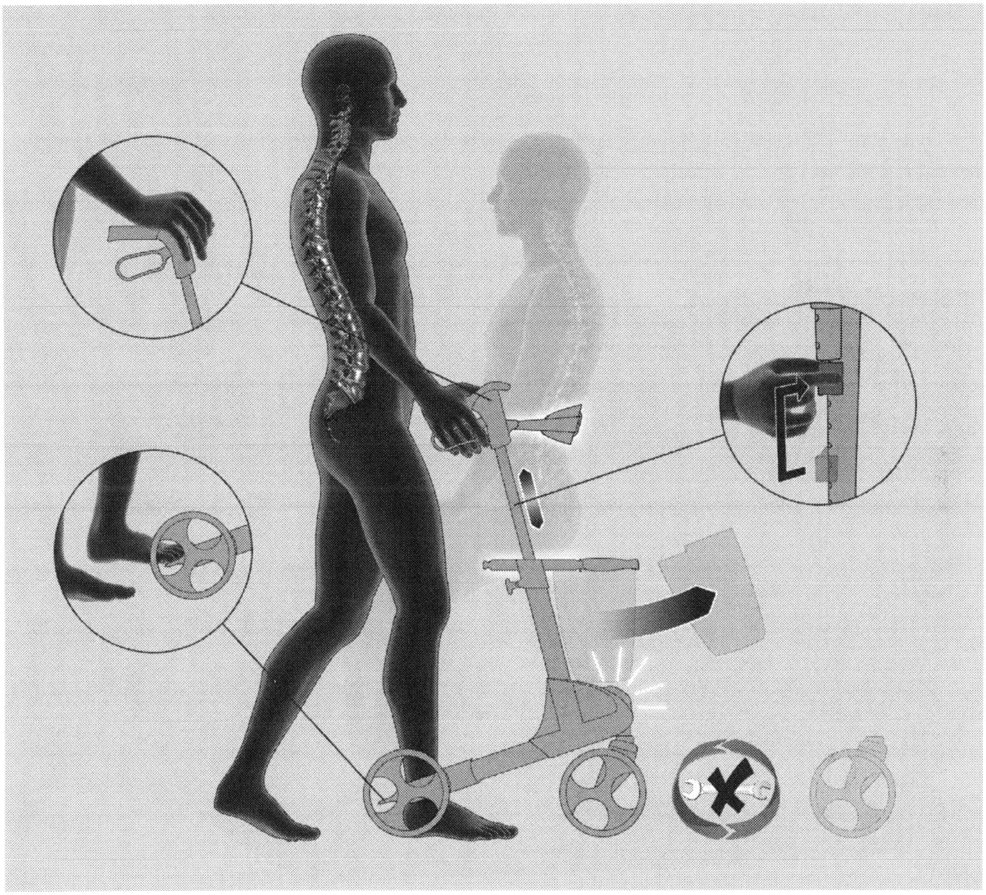

Wichtiger Hinweis zum Schluss dieses Buches: Wir sind in diesem letzten Kapitel nicht auf alle AGR-zertifizierten Produkte und Themenbereiche eingegangen. Umfassende Informationen und immer die neuesten Themen finden Sie auf der Internetseite der Aktion Gesunder Rücken unter www.ruecken-produkte.de

Ein paar Worte zum Autor

Thorsten Dargatz ist studierter Sportwissenschaftler und arbeitet seit 20 Jahren als Wissenschaftsjournalist. Zu seinen langjährigen Stationen gehören die Bild am Sonntag, die Welt am Sonntag und die Entwicklungsredaktion des Burda-Verlags. Als freier Journalist schreibt er heute für zahlreiche Magazine und Zeitschriften. Als Autor hat er bereits zahlreiche Bücher unter eigenem Namen oder als Ghostwriter veröffentlicht.

Made in United States
Troutdale, OR
11/10/2026

57074237R00077